EL MÉTODO
NO
DIETA

CÓMO RECONOCER TUS EMOCIONES
PARA COMER MEJOR

MÓNICA KATZ
VALERIA SOL GROISMAN

EL MÉTODO
NO
DIETA

CÓMO RECONOCER TUS EMOCIONES
PARA COMER MEJOR

VERGARA

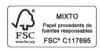
Primera edición: junio de 2019

Para ti, Camila.

Espero que el mundo que habites se parezca más a ese que soñamos.

-

MK

Dedico este libro a mi adorada abuela Betty (Titi).

A todas esas mujeres que aman por muchas razones ajenas al «envase» y que se quieren a sí mismas tal como son: imperfectas, incompletas, insatisfechas, pero sustancialmente únicas. Romi, eres una de ellas, y te admiro.

Por último, este libro va dedicado a mis hijas, Sophía y Lucía, que viven en una época en la que «parecer» posee más valor que «ser». Ojalá las ayude a encontrar razones válidas para correr el riesgo de pedalear contra las ráfagas de viento.

-

VSG

Dedicatoria especial

Diez años después del primer No Dieta, volvemos a dedicar este libro especialmente a todas aquellas personas que se han sometido a innumerables y diferentes dietas; a los que han padecido privaciones, estrés y una sensación de no tener los mismos derechos que el resto del mundo; a los que recuperaron todo el peso perdido o alcanzaron uno aún mayor que el inicial, no sin la frustración y la convicción del «no poder».

También lo hemos escrito para todos aquellos librepensadores, audaces y de mente amplia que todavía creen que la realidad puede ser distinta y que tener un peso cómodo y saludable es posible sin privarnos del placer primario del alimento.

Y para María Teresa (y todas las María Teresa del mundo), que tras participar de una escapada No Dieta nos abrazó y nos dijo: «¡Gracias por cambiarme la vida!».

Índice

A diez años de
No Dieta

Debo confesarte: ¡Estoy muy emocionada! Hace exactamente diez años, sentada frente a un ordenador como el que tengo delante en este momento, escribí *No Dieta. Puentes entre la alimentación y el placer*. El primero de la serie, un libro que no pasa de moda, un *long-seller*.

Cuando hace algunos años me preguntaron cómo nació *No Dieta*, reconozco que no lo tenía muy claro. Tiempo después, durante uno de esos largos vuelos que gracias al destino y a mi profesión suelo disfrutar, tomé conciencia de que surgió cuando me atreví a desafiar la práctica habitual de los años ochenta de prohibirles a los pacientes diabéticos los carbohidratos. Recuerdo mi audacia (creo en la medicina basada en la evidencia, pero también en la intuición y la creatividad) de prescribirles chocolate a personas con diabetes y también su alivio y la evidente mejoría en su autorregulación alimentaria. Me obsesionaba comprender por qué tanta gente se embarcaba una y otra vez en dietas extremas, mágicas. No soportaba el relato repetido de pacientes maltratados con dietas pasadas de boca en boca o aquellas indicadas por colegas que seguían creyendo en un paradigma ya obsoleto.

Venía escribiendo apuntes absolutamente caóticos, con ideas, experiencias con pacientes, preguntas y dudas que ni me animaba a plantear formalmente a mis colegas. En ocasiones me trastocaban y eso me obligaba a revisar mis creencias. Pero llegó un momento en el que sentí que ya era hora de poner en orden mis propuestas, escribirlas y echarlas a volar. De esos actos y de esas ideas contraculturales nació aquel libro.

Me formé en la era de las dietas y de las verdaderas anfetaminas, esas que hoy ya no se comercializan. Una época en la que todavía creíamos en la magia de los tratamientos para perder kilos, en la velocidad del descenso y en el peso ideal. No pensábamos en las necesidades, los temores o las preferencias de la persona que teníamos enfrente. De hecho, si alguien no adelgazaba, le restringíamos aún más la comida. No por maldad, sino con la inocente —y muy naif— creencia de que el secreto del éxito consistía en ordenarle, decirle lo que debía hacer (como si no supiera nada) para que obedeciera. Comería menos, perdería peso y todos seríamos felices y comeríamos perdices.

Los tiempos cambiaron... Cuando comencé mi formación, no pensábamos en la unicidad. Tampoco teníamos en cuenta que la consulta de personas con sobrepeso u obesidad debe ser un encuentro entre dos expertos: el profesional y el paciente. Que lo central es educar, empoderar. Porque las decisiones y las elecciones más importantes siempre tendrán lugar fuera de la consulta, cuando el paciente se encuentre solo en su casa, frente al frigorífico, sentado a la mesa con enormes fuentes de comidas tentadoras, en el mercado o a una manzana de la panadería.

Mi vocación fue siempre la psicología. La historia argentina hizo que terminara estudiando Medicina. Cuando debía empezar la universidad, el gobierno militar había cerrado la Facultad de Ciencias Sociales, en la que se cursaban Psicología y Filosofía, entre otras carreras humanísticas, así que decidí recorrer otro camino. Comencé Medicina con pasión porque quería ayudar a la gente. Sabía que como médica iba a alcanzar mi objetivo. Pero nunca me olvidé de mi primer amor. ¿Cómo olvidarlo? Finalmente, como dicen las viejas lenguas, las vocaciones te encuentran.

Una mañana de hospital, mientras tomaba café entre paciente y paciente, la casualidad —o la sincronicidad junguiana— hizo que me encontrara con la licenciada María Teresa Panzitta, que trabajaba como psicóloga en la misma institución, donde Nutrición y Psicopatología compartían planta. ¿Coincidencia? Nos pusimos a conversar y juntas nos dimos cuenta de que nadie atendía a los pacientes que tenían problemas con la comida (por defecto o por exceso). Más bien sospechamos que cierta intención parecía esconderse en aquella disposición arquitectónica. A decir verdad, no creo en las fuerzas divinas, pero sí en las causalidades. Evidentemente, había llegado el momento de enfrentarse a las patologías relacionadas con la alimentación desde la interdisciplinariedad. Empezamos a abrir los ojos para entender que los cuentos de hadas son fantasía pura y que para lograr eficacia en la pérdida de peso hacía falta mucho más que ingenuidad, autoritarismo o magia.

Así nació el Equipo de Trastornos Alimentarios del hospital Carlos G. Durand. Corría la década de los ochenta y yo acababa de ser mamá por primera vez: nacía Valeria, coautora de este libro.

Profesionales como Alicia Marenco, en el inicio, y Claudia Scharsman, más tarde, ambas psicólogas, se sumaron al equipo, convencidas de que un cambio era no solo necesario, sino urgente. Algunas son entrañables amigas, además de compañeras. Seguimos trabajando juntas, buscando y debatiendo nuevas maneras de abordar las patologías de siempre, que hoy más que nunca requieren estrategias que funcionen y no dañen. Gracias a ellas y junto con ellas, me introduje en el fascinante mundo de las emociones y la mente. A veces pienso qué hubiera sido de mí si la Facultad de Psicología hubiera estado abierta.

Me di cuenta de que me maravilla acceder a lo más profundo de las emociones y de los pensamientos de las personas. Y que como médica necesito conocer, además, la anatomía neural de todos ellos. Me apasiona saber cómo funciona el cerebro, con sus escondites y sus complejas redes. Por suerte, los avances en las neurociencias han aportado una gran cantidad de datos. Por ello, lo que para mí comenzó siendo intuitivo, un conocimiento basado en la observación y en la experiencia clínica, poco a poco acumuló evidencia científica.

También realicé mis propias investigaciones en comportamiento alimentario. Y, definitivamente, fue fundamental mi experiencia en Londres, en un evento con integrantes del Behavioural Insights Team,[1] con toda la fuerza de las estrategias del *nudge* (dar un empujón). Así, entendí que era posible «empujar» a la gente, sin interferir en su libre albedrío, para diseñar un entorno en el que lo más saludable podía ser la fruta más a mano. O, dicho de otro modo, generar un espacio en el que la fruta estuviera tan a mano que resultara la opción más fácil, más conveniente y, por supuesto, también la más saludable. Recuerdo la conferencia del psicólogo israelí estadounidense Daniel Kahneman —premio Nobel de Economía 2002—, de quien aprendí cómo tomamos decisiones las personas y qué papel desempeña la incertidumbre en ese proceso. Era emocionante estar rodeada de mentes brillantes como la suya. Ahí descubrí la clave. No hacía falta dirigir,

---

[1] El Behavioural Insights Team es una institución gubernamental inglesa que se dedica a mejorar los servicios públicos a partir de los conocimientos provenientes de las ciencias del comportamiento (*www.behaviouralinsights.co.uk*).

prohibir, ordenar. Otro paradigma era posible.

A partir de un proyecto de prevención de obesidad al que fui convocada hace algunos años, tuve que revisar la evidencia existente en los programas de prevención y tratamiento de la obesidad de aquel momento. Con sorpresa, observé que la mayoría carecía de dimensión emocional o que, al menos, estaba poco jerarquizada. Como si los humanos solo fuéramos un cuerpo para movernos y una boca para comer. Como si la psiquis no fuera un factor esencial de lo que somos, lo que hacemos o lo que decidimos.

Lamentablemente, se sigue investigando y publicando sobre qué dieta genera mayor pérdida de peso o lo hace más rápido. Pocos tienen en cuenta si son seguras para los pacientes o si son eficaces para adelgazar a largo plazo. En otras palabras: si un plan alimentario podrá ser sostenido en el tiempo o tendrá efecto rebote. La mayoría pierde de vista que las personas no somos máquinas termodinámicas, sino seres con deseos.

Estoy cansada de ver desfilar pacientes y conocidos que han invertido años, esfuerzo, batallas familiares y dinero en dietas de moda, y están más gordos que nunca. Por eso, sigo preguntándome: ¿cómo podremos prevenir esta epidemia si solo apuntamos a la comida y a la actividad física? ¿Por qué no nos ocupamos de investigar y trabajar las emociones? ¿Por qué no instalamos el aprendizaje emocional desde la escuela e incluso en la universidad?

Por más que reformulemos los alimentos, que regulemos su calidad, sus porciones, su publicidad, por más que mejoremos el acceso a la actividad física y al juego como derecho de grandes y chicos, si no enseñamos que las emociones son necesarias (por eso mismo no deberíamos taparlas con comida), seguiremos sin hallar soluciones.

Todos tenemos, de manera consciente o inconsciente, un mecenas. El mío fue un colega médico que había escuchado una de mis conferencias. Se me acercó y me propuso que escribiera. Según él, mis ideas acerca del tratamiento de la obesidad eran contraculturales. Por esa razón, era importante difundirlas, pero yo estaba sola con mi rebelde propuesta. En otras partes del mundo surgían investigaciones y libros con ideas cercanas, aunque diferentes. En definitiva, cuestionaban los resultados poco satisfactorios de las dietas.

Saber que otros profesionales pensaban la problemática desde una perspectiva similar supuso un alivio. Soy consciente de que si una idea solo se le ocurre a uno, lo más probable es que sea un absoluto disparate. Pero que otras mentes del planeta comenzaran a darse cuenta de la necesidad de un cambio de paradigma fue, al menos, tranquilizador.

Escribir no es sencillo. Es siempre un trabajo íntimo e intenso. Es atrevido porque sabes que quedará plasmado en un papel para siempre. Es un desahogo y a la vez una forma de denuncia. Es hablar, pero sin voz, aunque sabiendo que hay otro, un ignoto lector, que leerá tus palabras y que tal vez pueda mejorarlas para que sigan su camino. Es lograr una receta de pastelería casi perfecta, esa que nadie quiere revelar. Implica desprenderte de ideas tuyas que ya no lo serán, viajarán sin dueño, recibirán críticas, te desafiarán al límite. Pero también pueden contribuir a cambiar el mundo. Debo reconocer que, al publicar ese primer libro, me sorprendía que muchos repitieran mis palabras sin citarme siquiera. A veces me enfadaba. Luego comprendí (crecí con la convicción de que el destino humano deseable es la sabiduría) que las ideas no le pertenecen a nadie. Que no son mías. Nacen cuando son necesarias. Surgen en distintas mentes que pertenecen a un mismo campo de la ciencia. Luego fluyen, caminan o corren caprichosamente para formar parte de modelos globales de pensamiento.

La mano mágica del editor de Libros del Zorzal, Leopoldo Kulesz —a quien estaré eternamente agradecida por darme el impulso que todo escritor novel necesita—, me ayudó en eso de desestructurar mi cabeza académica, tan habituada a manuales de estudio. Juntos decidimos que hubiera una parte teórica y otra con ejercicios, a la manera de un tradicional libro de matemáticas. Eso fue mágico. Así, en noviembre de 2008, salió *No Dieta*, y resultó todo un éxito. Comencé a darme cuenta de que tenía un poder especial: le cambiaba la vida a la gente. De pronto, personas de Chicago, Múnich o Tel Aviv me contaban que habían perdido peso después de leerlo. También influía en la práctica de los profesionales que se unían a la transformación del paradigma. Parece que mi deseo de modificar la realidad comenzaba a girar la rueda. No pueden imaginarse lo mágico y maravilloso que es para un autor que sus ideas no solo sean elegidas entre tantas de tantos libros que se publican, sino que ellas, como musas inspiradoras, sean las culpables de que el destino de la gente dé un giro. Luego llegaron la traducción al italiano y la invitación para ir a la Feria del Libro de Frankfurt, una de las más importantes del mundo. Además, hubo una nueva edición con prólogo de Narda Lepes, una amiga ávida de saber.

Hoy entendí (más vieja, pero más sabia) que si quiero cambiar el mundo (en la milésima parte en la que puedo contribuir) debo tener presente que la mayor parte de la salud es autocuidado. Que las personas están a cargo de su bienestar y que solo quienes están enfermos son pacientes de alguien. La nutrición en general y la obesidad en particular continúan siendo las cenicientas de las especialidades médicas, pero a la vez tienen un privilegio: te permiten trabajar y acompañar a gente sana para que puedan mejorar sus vidas. Estoy convencida —como sostenía brillantemente el filósofo Thomas Kuhn en el tiempo en el que yo daba mis primeros traviesos pasos— de que siempre existen contradicciones en algunos campos del saber, pero que cuando estas se acumulan e impactan en la vida de las personas se genera una «tensión esencial». Ese es el momento de modificar el paradigma.

Hace diez años por esta razón me senté a escribir y aún hoy, una década después, ese cambio de paradigma no parece cercano. Al menos, como modelo predominante para tratar el exceso de peso. Sin embargo, cosas buenas han sucedido con este hijo pródigo. Muchas mentes jóvenes coinciden en la necesidad del cambio, han adoptado este tipo de abordaje, y me emociona cada vez que un rostro para mí desconocido se presenta y me relata que aplica *No Dieta* con sus pacientes y que la práctica es positiva.

Nos encontramos en un momento especial. Entre el primer *No Dieta* y este, pasaron muchas cosas, como el nacimiento de las redes sociales y la primacía de Internet. Por eso, estoy segura de que será más sencillo que estas líneas lleguen a vosotros. Además, hace pocos años he descubierto dos cosas muy importantes en mi vida: nací para comunicar (escribir o hablar están en mi naturaleza, a veces a mi pesar) y quiero cambiar el mundo. ¡Y sola no puedo!

Querido lector, esta obra tiene un valor muy especial: está escrita por dos mujeres que fueron una durante nueve meses. Te cuento una indiscreción: mi hija Valeria, coautora de este libro, y yo escribimos nuestros prólogos el mismo día —cada una el suyo— y, sin ponernos de acuerdo, hicimos hincapié en el vínculo madre e hija que se trasluce en estas páginas.

Tantos años después de esa mañana en la que Valeria asomó su cabecita al mundo, mientras en la radio no se hablaba de otra cosa que de la Guerra de las Malvinas, hemos decidido atravesar como autoras, juntas y a la par, este fascinante ejercicio intelectual de escribir. Por eso, más que nunca es-pero que disfrutes de lo que vas a leer y que lo asimiles. Mi mayor ambición es que te apropies de nuestras ideas hasta hacerlas tuyas.

Un abrazo,

MK

Mónica Katz

Un mundo sin jaulas doradas

Hace muchos años, mientras escribía mi tesis de grado —un análisis del discurso de los personajes femeninos de la serie *Sex and the City* desde una perspectiva de género—, una docente y amiga me sugirió que leyera a Susan Faludi. «No puedes escribir sobre la mujer sin leer a esta mujer», recuerdo que me dijo.

Faludi es una periodista estadounidense que ganó un Premio Pulitzer en 1991 y que escribió, entre otros, el arriesgado y profundamente inspirador ensayo *Reacción. La guerra no declarada contra la mujer americana*. Su hipótesis es que, a lo largo de la historia de la humanidad, cada vez que la mujer cobra fuerza y protagonismo, surge un movimiento reaccionario que busca silenciarla y quitarle énfasis a su lucha. Pasé meses buscando su libro (en esa época no existían las bondades de la compra *online*) hasta que un día, de vacaciones en Uruguay, entré en una librería de segunda mano y lo vi. Tapa blanca, tipografía lila y una imagen que connotaba mucho más que el literal significado de cualquier palabra: dos mujeres con la boca tapada por una mascarilla en la que rezaba «*censored*» (censurada). Me apasiona leer a mujeres, y en mis treinta y seis años, a saber cuántas páginas escritas por ellas he transitado. Pero ese texto me conmovió de una manera especial. Tal vez porque cuando lo leí no solo me encontraba en un momento de introspección respecto a mi condición de mujer y escribiendo sobre ello, sino también porque dentro de mí se estaba gestando una niña, futura mujer: mi primera hija, Sophía (años después llegaría Lucía). Pero había una tercera razón: ese año acompañé a mi madre, Mónica Katz, gran médica y «mujeraza» —como me gusta llamar a las mujeres como ella—, en la gestación de *No Dieta*.

Puentes entre la alimentación y el placer.

Durante toda su carrera, ella se había rebelado contra las dietas que censuraban el placer y contra las terroríficas recetas mágicas que sometían, sobre todo a las mujeres, a vivir en una cárcel sin libertad siquiera condicional. Su espíritu intrépido y a contracorriente la animaba a gritar a los cuatro vientos que era hora de derribar el *statu quo*. No lo habría logrado de no ser una librepensadora (gracias a mi abuelo José, lector, curioso, sabio, resiliente). Más tarde, me uní a su cruzada. Al principio, tal vez emulándola; más tarde, con mi formación como periodista y licenciada en Comunicación y como corolario de mi propia búsqueda: desacralizar el arquetipo empobrecedor de la mujer en los medios de comunicación.

Pronto nuestros encuentros se convirtieron en una excusa para discutir nuestras lecturas, compartir nuevos conocimientos y soñar juntas con un mundo mejor. Dos ilusas empedernidas convencidas de que cambiar lo establecido era posible.

Recuerdo nítidamente una tarde en la que, sentadas en el salón de su casa, pensábamos qué nombre ponerle a la filosofía que estaba a punto de nacer. La antidieta, nada de dietas, basta de dietas, sin dietas, las dietas no sirven... ¡No Dieta! El nombre perfecto para ilustrar lo que queríamos proponer: un mundo sin dietas de hambre, ¡sin jaulas doradas!

Diez años después de aquella tarde en que bautizamos el enfoque del sobrepeso y la obesidad que mi madre plasmaba en su consulta, *No Dieta* es mucho más que un libro. Tuve el honor de ayudarla a transformarlo en una marca, una corriente de pensamiento, un movimiento, una filosofía de vida. Hoy abarca cursos de capacitación, campañas de prevención en redes sociales, intervenciones saludables para empresas y organizaciones, eventos para concienciar sobre la obesidad como enfermedad y un método que facilita la pérdida de peso sin renunciar al placer.

¿Cómo ofrecer como tratamiento médico la mísera porción de comida, la ración de guerra que había llevado a la desaparición física de nuestros abuelos y bisabuelos en los campos de concentración durante la Segunda Guerra Mundial?

Es verdaderamente impensable. Y... ¿cómo sostener ese lugar tan pequeño para la mujer (el refugio de la belleza) cuando todas merecemos «un cuarto propio», como decía Virginia Woolf? A mí, particularmente, me choca aceptar que el hambre sea la solución a un problema de salud, sobre todo porque brindando apoyo escolar en barrios sin recursos y en escuelas de la frontera argentina, he sido testigo de lo que es sentir hambre.

Por otro lado, debido a mi formación académica con perspectiva de género, me molesta ver que las mujeres somos partidarias y a la vez víctimas del hambre como modalidad terapéutica. ¿Por qué estamos dispuestas a sufrir con el único objetivo de lucir un vientre plano? ¿Para qué? ¿Para quién?

Recuerdo a Faludi y me doy cuenta de que hoy las dietas son la «reacción» a nuestra libertad. «Violencia simbólica de género», parafraseando al pensador y filósofo francés Pierre Bourdieu. Como escribí en *Mujeres liberadas (mucho, poquito, nada)*: «Cada vez que la mujer da un paso adelante en la lucha por ser y hacer lo que le da la gana, algo o alguien aparece para decirle: "Hasta aquí puedes llegar, ya has hecho demasiado, mujer"». Las dietas banalizan nuestros logros. Las dietas nos hacen sentir tan solo un número en la balanza. Las dietas nos reducen a un cuerpo cosificado. Las dietas minimizan nuestra existencia. Las dietas empobrecen nuestra autoestima. Las dietas confirman el mito machista de la mujer malhumorada, histérica, insatisfecha: con hambre nos volvemos insoportables, ladramos (¡pero con razón: tenemos hambre!). Las dietas no nos permiten pensar ni crear, tampoco trascender. Las dietas nos invisibilizan. Las dietas nos debilitan. Las dietas son una «reacción» frente a todo lo que como mujeres podemos ser y alcanzar.

«A fin de cuentas, ¿qué se puede esperar de una mujer estúpida (con el cerebro mermado por el hambre) que siempre corre al espejo para ver quién es?», se pregunta Marilyn French, en su novela *Solo para mujeres*, al reflexionar acerca de la excesiva preocupación de las mujeres por su apariencia. Aunque disiento con ella en el adjetivo que utiliza para describirnos (no creo que seamos estúpidas, pienso que nos toca la ardua tarea de romper con un mandato que tenemos demasiado arraigado), esta pregunta me pone la piel de gallina. Porque no puede ser más cierta. Si ocupamos todo nuestro tiempo, nuestra energía y nuestra creatividad en el «afuera», ¿cuánto tiempo, energía y creatividad nos resta para todo lo demás: estudio, carrera, amistad, pasión, amor, reflexión, familia, aventura, solidaridad, espiritualidad?

En pleno auge del feminismo sorprende que muchas mujeres sigamos persiguiendo un ideal de belleza y delgadez que tira por la borda todo por lo que venimos luchando. Todo eso que se resume en una sola palabra: libertad. Libertad para ser lo que queremos y como queremos. Libertad para decidir qué camino seguir.

Libertad para elegir qué cuerpo queremos y lo que queremos hacer con él.

Libertad para decidir qué ponemos en nuestro cuerpo: qué comemos (porque como dice mi mamá: «Cuando no comes, te comes»), pero a la vez con qué estamos dispuestas a cargar.

También de esto trata No Dieta.

Aunque escribo como la mujer que soy, no desoigo a los hombres. Ellos también sufren, en menor medida, los estragos de la dictadura de la apariencia y son acosados por otros mandatos: el poder, la fuerza, la ambición. Los que no padecen estas imposiciones son padres, tíos, esposos, abuelos, educadores y hermanos de mujeres que sí están acorraladas en este ideal arbitrario. Por eso, este libro es incluso para ellos.

Son estas ideas, ilusiones y broncas las que venimos acumulando mi madre y yo durante los últimos años. Y cuando digo «acumulando» me refiero a intercambiando y archivando en pósits, libretas, mensajes y correos. Todo ese cúmulo de datos devino en lecturas, investigación y debate. Así surgió *Más que un cuerpo*, que impulsó una minirrevolución, la de la belleza real, y que es el preludio de este nuevo libro: *El método No Dieta*.

En *Más que un cuerpo* probamos cómo nos sentimos escribiendo juntas. Ya lo habíamos hecho, pero con roles fijos: una escribiendo, la otra editando. Dimos un paso más, y lo hicimos codo con codo. Como madre y como hija. Como médica, especialista en nutrición y académica (ella), y como periodista, docente universitaria y experta en comunicación y análisis discursivo (yo). Por momentos, nuestros discursos se intercalan, a veces se funden en uno solo; en ocasiones, se contraponen. Así somos, así estamos. Somos mujeres generacionalmente distintas, con formaciones dispares y miradas esencialmente únicas, pero unidas por un vínculo indestructible: alguna vez fuimos una.

Tal vez esa sea la magia que tiene este libro que estás leyendo. Quizá encuentres aquí, en nuestra concatenación de ideas, tu propio hechizo. Ese que te impulse a «reaccionar» para ser tu mejor versión.

¡Hasta el próximo libro!

Valeria

Valeria Sol Groisman

INSTRUCCIONES PARA LEER ESTE LIBRO

-

(un homenaje a Julio Cortázar
y su manual de instrucciones)

Todo libro tiene su mecanismo de funcionamiento. Están las novelas, que te plantean una lectura a largo plazo; y los cuentos, que te ofrecen escalofríos y emoción en pocas páginas. Está la poesía, que juega con el ritmo, la rima y los sentidos. Los ensayos te invitan a reflexionar sobre temas que te interesan. Y los textos laberínticos, del estilo «elige tu propia aventura», te permiten elegir por dónde ir metiendo la cabeza. Pero no sería justo generalizar. Cada autor inscribe en su discurso un acuerdo tácito con su lector, un contrato de lectura, como decía Eliseo Verón,[2] filósofo y semiólogo argentino.

El contrato que aquí te proponemos no es tácito: queremos concretar, ponértelo fácil. ¡Bastante difícil es ya la tarea que vas a emprender como para complicártela más!

---

[2] Eliseo Verón fue un importante académico argentino. Discípulo de Claude Lévi-Strauss, estudió el discurso de los medios de comunicación y marcó un antes y un después en la semiología, la ciencia que estudia el lenguaje no verbal.

Arrancamos con el método No Dieta. Vas a aprender qué es, cuáles son las reglas básicas que lo rigen y cuáles las herramientas que te permiten hacerlo propio. ¡Te vamos a pedir que trabajes y juegues con nosotras! Cuando veas este iconito ━━━⇒ , busca un lápiz, porque llega el momento de poner en práctica lo que estás aprendiendo.

La segunda parte del libro explica el marco teórico del método. Vas a conocer nuestras ideas sobre ciertos temas que están muy relacionados con el mundo de la alimentación: el fanatismo, por qué pensamos lo que pensamos (y eso nos lleva a comer de más), el discurso de los medios de comunicación en relación con la nutrición y los mitos alimentarios que pululan dejando huellas difíciles de borrar. También te acercamos autores y lecturas para que, si te interesa y te quedas con las ganas, puedas seguir aprendiendo por tu cuenta.

La última parte es nuestro *bonus track*. Un obsequio que pensamos especialmente para ti. Son recursos que te facilitarán el cambio: una lista de la compra saludable, ideas de platos para llevar una alimentación variada y sana, una guía de porciones, un diario de emociones... Porque No Dieta es autonomía: el método te pone en el camino, pero quien *¡Y otras sorpresas!* camina eres TÚ. Y en el camino, cuando no sepas qué decisión tomar, podrás volver a este libro y refrescar tu memoria para actuar de la mejor manera posible. Mucho de lo que aquí encuentres podrás llevarlo contigo a todas partes y colgarlo en tu frigorífico o pizarra.

Lo escribimos conscientes de que solo estará completo cuando lo leas tú e imprimas tu propio sentido a nuestras palabras. ¡Hazlo tuyo! ¿Cómo?

* Escribe en los márgenes.
* Subraya lo que te llame la atención (con marcador fluorescente, ¡sí!).
* Dibuja lo que te venga a la mente (¡este puede ser tu cuaderno de notas!).
* Tacha, borra, cuestiona, pregunta. (¡Incluso te vamos a invitar a que arranques algunas páginas!).
* Dobla las esquinas de las páginas que quieres tener bien a mano.
* Usa pósits para volver rápido a leer lo que te resultó útil.
* También puedes escribirnos a *info@dramonicakatz.com.ar* o visitar nuestras redes sociales para contarnos qué te pareció el libro. ¡Queremos saber de ti!

¡Ya va llegando la hora de arrancar! ¡Aaay, qué ansiedad! ¿Estás listo?

No Dieta funciona porque no es una dieta

EL MÉTODO
NO DIETA

POR QUÉ LAS DIETAS NO FUNCIONAN

-

(o 22 razones para NO hacer dieta)

1. ■ La obesidad es exceso de grasa. Por lo tanto, el objetivo de las personas con sobrepeso es perder kilos a expensas de las grasas. Cada kilo de peso perdido tiene una composición promedio: 75% de grasa y 25% de músculo, agua y hueso. Esta se mantiene siempre que no se adelgace demasiado rápido. Si esto sucede, no solo cambiará la calidad del peso perdido —50% de grasa y 50% de masa magra o agua—, sino que, además, tal como se observó en el experimento Minesota,[3] ¡la recuperación de kilos será en forma de grasa! La composición del peso perdido varía en función de la velocidad de reducción de kilos.

2. ■ El descenso de peso dispara una respuesta en el organismo que se opone a la pérdida de kilos y genera rebote. El cerebro no sabe de dietas. Si entran calorías, se gastan. Ahora, si el organismo no recibe suficiente energía, entonces pone en marcha un mecanismo psiconeurohormonal que limita la pérdida de peso. Esto puede disparar la famosa «meseta» o el rebote.

---

[3] El Experimento Minesota (Minnesota Starvation Experiment) fue un estudio clínico realizado en la Universidad de Minesota, Estados Unidos, entre 1944 y 1945, y que tuvo el objetivo de estudiar los efectos del hambre en personas sanas.

3. Las dietas de moda demonizan grupos completos de alimentos para vender su supuesta novedad: ¡la dieta mágica! Unas eliminan todos los hidratos; otras, la leche o los lácteos, y otras, las grasas. El problema es que al excluir tantos alimentos que aportan nutrientes esenciales, estas propuestas pueden generar deficiencias nutricionales.

4. Las dietas de hambre aumentan una hormona llamada ghrelina. Esta se libera en el estómago cuando no hay alimento en su cavidad. El problema con la ghrelina es que genera ingesta de grasa y aumento de peso.

5. Las dietas clásicas ordenan y dirigen qué comer, pero las personas no las pueden seguir. Entre otras razones, porque vivimos frecuentemente un conflicto entre la razón y la emoción. Deseamos comer más de lo que nos place, aunque la lógica es que para perder peso eso no funciona. Por eso, no sirve que te demos un menú día por día, porque el estrés o una emoción pueden empujarte de un estado reflexivo a uno automático y generar descontrol.

6. Las personas que están a dieta poseen ocho veces más riesgo de padecer un trastorno alimentario.

7. El paradigma de las dietas es blanco y negro (¡o estás a dieta o está todo perdido!). Y, por lo general, cuando alguien cree que perdió la batalla, baja los brazos y abandona.

8. Las dietas clásicas te proponen patrones alimentarios insostenibles. Pero la única forma de perder peso y mantenerte es cambiar tu estilo de vida.

9. Todos los humanos necesitamos cada día una dosis de calorías, de nutrientes y de placer. Las dietas clásicas ignoran este último componente. Por eso, la persona percibe un déficit de placer y no puede sostener el tratamiento.

10. Los humanos formamos, por experiencias repetidas, una especie de código de barras (como el de los productos que compramos). Las dietas que eliminan todo lo que te gusta, que te proponen todo *light*, generan una señal de error, pues nada tienen que ver con lo que tu mente tiene almacenado. Por lo tanto, cuando el cerebro percibe un menú estilo «ración de guerra» y lo compara con lo que recuerda, se dispara esa señal de error y, por supuesto, ¡dejas la dieta, porque no la toleras más!

11. La dieta yoyó (*weight cycling*), es decir, los ciclos sucesivos de pérdida y ganancia de peso, se asocia a una mayor patología que un sobrepeso estable.

12. Algunos regímenes extremos y desequilibrados de nutrientes, como los muy altos en proteínas, generan mayor pérdida de peso. Sin embargo, más allá de los seis meses, el resultado es el mismo que con cualquier otra dieta y la permanencia en ellas es muy baja: la gente las abandona.

13. En el mundo, el dietismo crece paralelamente a la obesidad. Si bien no se puede afirmar que este fenómeno sea la causa de la epidemia, al menos no parece haber contribuido a su solución.

14. A corto plazo, las dietas muy bajas en calorías (menos de ochocientas por día) generan descenso de peso, pero después de unas semanas la cantidad perdida es mínima: solo un kilo, según diversos estudios científicos. Esto se debe al rebote que en general se observa en estos planes alimentarios.

15. Las dietas mágicas te venden que lo mejor es perder peso rápidamente, y cuando eso sucede, descienden los niveles de leptina, una hormona que adelgaza (quita el hambre y eleva el gasto de calorías). Como resultado, el hambre aumenta para reponer la energía.

16. El patrón de consumo de alimentos intermitente (excesivo durante períodos cortos), genera descontrol alimentario. Hacer abstinencia de algo rico durante cinco días y comer una porción excesiva el fin de semana, como indican las dietas clásicas con «permitidos» y «prohibidos», genera descontrol alimentario o atracón.

17. La certeza disminuye el deseo. Lo que nos pertenece, lo que constituye nuestro paisaje habitual, nos resulta controlable. Ahora, aquello que no tenemos ni sabemos cuándo estará a nuestro alcance, es decir, la incertidumbre que implican las dietas extremas, genera descontrol y un mayor deseo de comer.

¡Con esto no queremos decir que haya que comerse todo! Apoyamos la idea de que es posible reaprender a comer y a manejar nuestro nivel de placer (dopamina) consumiendo todos los días lo que preferimos en la porción justa.

18. Muchas dietas de moda u ortodoxas te dicen qué debes comer cada día o durante un periodo determinado. ¡Eso no sirve! No solo por lo que te explicamos en el punto 5, sino porque el problema no es no saber qué hacer: ¡te sabes de memoria que pollo y lechuga funcionan! El problema es no poder hacer lo que ya sabes. Tu autorregulación depende del equilibrio entre tu cerebro, tus deseos y tus emociones. Las dietas clásicas no tienen en cuenta que eres una persona y no una máquina termodinámica que recibe y gasta calorías.

19. En la cultura de la dieta el peso es el objetivo, y este es únicamente un número en la balanza: solo mide kilos. ¡Y tú eres mucho más que eso!

20. Hacer dieta es la mejor predicción de ganancia de peso en cuatro años. Aquellos individuos que nunca siguieron dietas son más delgados que los que viven a régimen.

21. El dietismo crónico incrementa el cortisol, que es la hormona del estrés. El solo hecho de tener que escribir lo que comes cada día eleva el estrés percibido. Y este aumenta la ingesta de chocolates, dulces y *snacks* salados.

Moraleja: ¡vivir a dieta te lleva a comer de más!

22. La dieta es no, no, no. Y lo prohibido genera deseo.

Como dice el cantautor guatemalteco Ricardo Arjona: «Dime que no: me tendrás pensando todo el día en ti, planeando una estrategia para un sí».

QUÉ ES
NO DIETA

La inteligencia es la capacidad
de adaptarse al cambio.

STEPHEN HAWKING

Si alguna vez has intentado perder peso, sabrás que se trata de una determinación compleja, intrincada, un tanto contradictoria.

En primer lugar, porque el peso está directamente vinculado con el acto de comer y comer no solo es una actividad imprescindible para nuestra supervivencia como humanos, sino que, además, es una de las más placenteras. Así que antes que nada tenemos que resolver una dicotomía que se podría resumir así: deseo comer porque hacerlo me da placer; pero si quiero un cuerpo cómodo y sano, tengo que comer menos (ergo, sentiré menos placer).

Sin embargo, si toda la cuestión del peso se dirimiera en la decisión de comer o no comer, de cuánto comer, de cuándo hacerlo y de cómo combinar los alimentos, entonces no estaríamos escribiendo este libro. Porque la disyuntiva de comer o no comer es solo la punta del iceberg. ¿Sabías que la masa de hielo que sobresale del nivel del mar esconde bajo la superficie otra parte que puede ser diez veces más grande de lo que se puede ver?

Cuando hablamos de la dificultad de alcanzar el cuerpo que queremos, generalmente nos centramos en la comida, como si fuera el único factor que determina el peso. A lo sumo, le prestamos atención también a la actividad física. Pero tendemos a ignorar lo que se esconde bajo la alfombra, eso que conocemos como emociones y que en muchas ocasiones (las más de las veces) son el quid de la cuestión.

==En la dificultad de perder peso, las emociones representan el ámbito de lo connotado: lo que no se dice.==

Y aquí viene la segunda razón por la que perder peso no es tan fácil como, por ejemplo, dejar el cigarrillo. La causa por la que fumamos resulta más evidente que aquella que nos lleva a comer. No sabemos por qué comemos. Somos conscientes de que necesitamos alimento para vivir, pero ¿por qué otros motivos lo hacemos? No lo tenemos tan claro. Al menos, no conscientemente.

Si has leído nuestros otros libros, nos dirás que comemos para socializar, para festejar, para sanar, para olvidar. Pero aun sabiendo esto, falta mucho recorrido para zanjar el asunto. Si este es tu primer acercamiento a No Dieta, estarás preguntándote: ¿qué tienen que ver las emociones con la comida?

Cuesta mucho trabajo entender por qué comemos, para qué lo hacemos y por qué elegimos la comida como sustituto de muchas otras cosas que nada tienen que ver con nutrir nuestro estómago. Las emociones cumplen un papel destacado y fundamental en el proceso de pérdida o aumento de peso, así como también en el malestar corporal.

La tercera razón por la que muchas veces fracasamos cuando nos proponemos estar más delgados es simple: no nos movemos lo suficiente. La mayoría de nosotros somos sedentarios. Cómodos. Y no lo decimos con ánimo de criticar. Pedimos comida a domicilio cuando no tenemos ganas de cocinar, usamos el mando para encender el aire acondicionado, conducimos un coche o utilizamos transporte público para recorrer largas distancias. Lo que queremos decir es que, como especie, los humanos nos hemos transformado en seres sedentarios y cómodos.

· Actividad ·

✳ *¿Te consideras una persona sedentaria?*

....

✳ *¿Por qué?*

....

✳ *¿Qué estás dispuesto a hacer para dejar de serlo?*

....

Toda esta introducción viene a cuento de que No Dieta nació cuando entendimos que comer de más no era la razón exclusiva y suficiente para subir de peso, cuando comprendimos que si queríamos llegar al meollo del asunto, era necesario sumergir nuestra cabeza y bucear, bucear, bucear. Animarnos a ver más allá de lo aparente, de lo obvio, de lo lógico, de todo aquello que nos habían enseñado y sabíamos a rajatabla. No Dieta vino a romper un paradigma para hacerle un hueco a una nueva manera de entender las patologías relacionadas con la alimentación. Pero no solo legalizando el placer de comer, sino comprendiendo que si no atendemos nuestro mundo emocional, no será posible lograr el cuerpo cómodo y sano que deseamos.

Fueron años de mucho trabajo y también de estudio. Cuando quisimos ponerle nombre al iceberg y a lo que se esconde por debajo, resolvimos que serían «ejes», y sobre ellos necesitábamos trabajar para perder peso y mantenernos.

1.º La alimentación, el iceberg

2.º El movimiento

3.º Las emociones y el estrés

Un mundo de emociones

El solo hecho de incluir las emociones como tercer elemento de una tríada cuyos componentes son la comida y el movimiento fue revolucionario. Y, como toda idea rebelde y vanguardista, tuvo críticas y ataques. Pero resistimos con conocimiento, evidencia y fieles pacientes que aceptaron la teoría de que para perder peso era necesario trabajar sobre los tres ejes que mencionamos. De hecho, se sorprenden durante la primera consulta cuando pasan veinte minutos o más y aún no hemos hablado casi de comida.

No Dieta propone un cambio de paradigma. Dice «adiós» a las dietas y «hola» al sentido común, al placer y a no considerarnos solo máquinas termodinámicas que ingerimos y gastamos calorías.

En el primer *No Dieta* queríamos gritar, anunciar que es imposible pensar en el hecho de comer como un comportamiento alejado del goce, por eso tendíamos puentes entre alimentación y placer. Y aunque diez años después los fanáticos siguen sin comprender nada acerca de la dimensión emocional del hecho de comer, creemos que ha llegado el momento de entrar en el mundo de lo que sentimos.

Hoy sabemos y queremos contarte a ti (y al mundo entero) que para perder peso o mantenerlo, primero es necesario aprender a discernir cuándo tenemos hambre real y cuándo sentimos «vacíos» que deberíamos colmar de muchas otras maneras que no sean la comida. Si hay hambre, debemos comer, pero siempre en la porción justa: esa que aporta los nutrientes necesarios para vivir y el placer suficiente para sentirnos a gusto.

También tenemos que entender que el movimiento posee una función destacada. Pero tal vez más importante que aprender a comer o acostumbrarnos a movernos sea poder identificar nuestras emociones. Escucharlas, aceptarlas, transitarlas, enfrentarlas, desafiarlas para, finalmente, sacarles provecho.

Las emociones interfieren en la percepción del hambre. Esta afirmación tiene sus justificaciones y hay estudios científicos que la comprueban. Ya lo veremos. Los humanos comemos de más cuando sentimos enojo, soledad, aburrimiento, ansiedad, dolor, tristeza, impotencia, miedo. Pero también cuando estamos felices, exultantes, enamorados, acompañados. Aunque, en general, lo hacemos más por emociones negativas, también lo hacemos por emociones positivas. Comemos porque sentimos. Y como sentimos, comemos.

Por eso, uno de los propósitos de este libro es que puedas reconocer la emoción que te embarga y que tengas las herramientas para elegir qué hacer con ella antes de buscar comida para taparla, obturarla, anularla.

Tus emociones son tuyas. ¡Úsalas a tu favor!

Seguramente estarás pensando en todas las veces que comes sin pensar, casi con el piloto automático. Y te preguntarás si es posible cambiar ese hábito tan arraigado no solo en ti, sino en los que te rodean: tu familia, tus amigos, tu pareja, tus compañeros de trabajo. ¿Cómo hacer para cambiar una costumbre tan antigua como la humanidad? ¿Cómo festejar un cumpleaños compartiendo comida sabrosa, pero sin abarrotarte de comida? ¿Cómo consolar a una amiga sin ofrecerle una rica taza de café con pasteles? ¿Cómo calmar el llanto de un niño pequeño sin un dulce?

La buena noticia es que se puede. Se puede festejar un cumpleaños divertido sin que la comida sea el atractivo principal. Se puede consolar a una amiga con una oreja dispuesta a escuchar. Se puede calmar el llanto de un niño con un abrazo cálido y seguro.

Por qué hablamos de método

Como explicamos al comienzo de este libro, No Dieta surgió como reacción a las dietas extremas, a las dietas de hambre, las mágicas. Esas que te sacan todo y te dejan con más frustración y más kilos. Esas que ignoran la importancia del placer de comer. Esas que proponen metas imposibles de alcanzar en tiempos récord y que, como en el juego de la oca, al mínimo error te devuelven al primer casillero.

Dice la Real Academia Española que método es un «modo de decir o hacer con orden». Si buscas en Google, el diccionario lo define como un «modo ordenado y sistemático de proceder para llegar a un resultado o fin determinado». Francis Bacon, padre del empirismo científico y filosófico, y Karl Popper, también filósofo, estudiaron y difundieron los fundamentos del método científico: un proceso basado en una instancia de observación y otra de inducción.

No Dieta es un método porque propone un abordaje estructurado para perder peso. Lo hace partiendo del análisis y el diagnóstico de la situación de una persona en cada uno de los tres ejes que componen su modo de vida (alimentación, movimiento, emociones y estrés). Y se basa en el cambio de los hábitos que tienden a perpetuar el *statu quo* (negativo) en cada uno de esos ejes, empezando desde donde se encuentre la persona. Respetando lo que quiere y puede. No todos podemos o queremos cambiar a la misma velocidad, no todos poseemos iguales recursos (al menos no simultáneamente). No Dieta respeta eso. Por eso es esencial que sepas dónde estás al comenzar. Hay gente que es muy activa, pero su mundo emocional la está eclipsando y quizás ni se ha dado cuenta. Otros están en equilibrio emocional (nadie tiene la vida perfecta), pero no se mueven ni para buscar su móvil.

Como te habrás dado cuenta, lo novedoso del método No Dieta, a diferencia de otros, es que se puede adaptar a cada persona teniendo en cuenta todas y cada una de sus particularidades: gustos, necesidades, posibilidades, edad, género, nivel socioeconómico, religión, creencias. Este método entiende a cada individuo como único e irrepetible.

Para hacerlo más gráfico, podríamos decir que No Dieta tiene una columna vertebral sólida, pero un cuello flexible. Aunque a veces te cueste arrancar o mantener hábitos saludables, confiamos en ti. Y lo hacemos porque esos fracasos que hayas tenido con otras dietas no son tuyos. Son causados por los errores estratégicos que poseen los métodos ortodoxos.

No Dieta no es una dieta. No existe un menú ideal ni una hoja de papel con platos semanales para pegar en el frigorífico, porque eres tú quien conoce tus gustos y tu bolsillo. No hay alimentos permitidos porque no hay alimentos prohibidos. No hay un «antes» y un «después» porque creemos en el «durante». No hay tratamiento y mantenimiento. No nos unimos al monopolio de la balanza porque el peso no es más que eso: un número. Un número no habla de lo que eres, de lo que puedes, de lo que sueñas, de lo que te esfuerzas.

Sentido común

Finalmente, No Dieta es sentido común, porque se basa en la idea de que todos nacemos con derecho a comer y a sentir placer al hacerlo. Porque además de ingerir y gastar energía, somos, ¡por suerte!, seres anhelantes: vivimos porque deseamos. Si no deseáramos, ¿qué sería de nuestras vidas? ¿En qué momento de la historia el alimento pasó de ser una fuente de nutrición y placer (simbólicamente indispensable para nuestra supervivencia como humanos) a una mera cápsula de nutrientes? ¿Por qué el acto de comer se convirtió en algo ilícito y la comida en un pecado capital? Esta última pregunta, que tal vez hayas leído en otro de nuestros libros, sigue vigente. Este método tiene por objetivo rescatarte de la mentalidad de la dieta, que dejes de vivir en blanco y negro («si hago todo perfecto, como me propuse, bien; si me paso en algo o no cumplo, está todo perdido»).

Qué es «éxito» en No Dieta

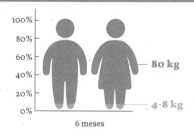

Perder entre el 5 y el 10% del peso inicial en seis meses (por ejemplo, si pesas 80 kilos, bajar entre 4 y 8 kilos). Se recomienda adelgazar a una velocidad menor al 1% de tu peso por semana. Es decir, si pesas 80 kilos, no deberías perder más de 800 gramos por semana.

Mantener el peso alcanzado durante al menos un año (a veces eso ya es todo un éxito; aunque mientras lees esta frase te parezca un premio de consolación).

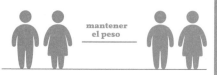

Superar el descontrol alimentario (tú sabes lo mucho que necesitas dejar el impulso y retomar las riendas, ¡lo cansado que estás de las dietas!).

Sentir un cuerpo cómodo (la mejor versión de ti, no de la modelo de turno o la tuya de los veinte).

Tratar las enfermedades asociadas con el sobrepeso: diabetes *mellitus*, hígado graso, presión arterial, triglicéridos, insulinorresistencia, grasa abdominal o apnea del sueño, entre otras.

El método No Dieta es nuestro humilde intento de organizar una rebelión que le devuelva al acto de comer su moralidad y a la comida su merecida exoneración.

KA
TZ

LAS 5 REGLAS
NO DIETA

Regla: Del lat. regûla.
4. f. Modo establecido de ejecutar algo.

Diccionario de la Real Academia Española

¿Te gustan los juegos de mesa? A nosotras, sí. Las cartas, el dominó, el Scattergories, el parchís, el Pictionary®, el ajedrez, las damas, el juego de la oca... Los dados es uno de nuestros preferidos. También las tres en raya o la canción *Pinto, pinto, gorgorito*, que nunca falla cuando hay que elegir algo y a la vez entretener a un niño (o a un adulto) sediento de diversión.

Claro que, para jugar, antes hay que aprender las reglas del juego. Que es aburrido ya lo sabemos. Muchas veces los reglamentos resultan difíciles de comprender (e incluyen excepciones y aclaraciones que complican el panorama) y a veces nos llevan a desistir: ¡si es tan complicado, me rindo, vamos a jugar a otra cosa!

Las personas buscamos lo sencillo. Queremos pasarlo bien, estar sanos y ser felices, pero solo si eso no implica demasiado esfuerzo.

Como la idea es que juegues toda la vida, que no te rindas, No Dieta está basado en cinco (¡solo cinco!) reglas simples y sencillas de cumplir. Es un faro que te ilumina para que tengas la posibilidad de elegir cómo quieres perder peso. No es una dieta. Es conciencia y cambio.

Como es simple y también seguro, tu familia puede adoptar el método No Dieta como modelo de alimentación para siempre, y eso supondrá un estilo de vida saludable para todos. Esto facilita no solo la administración y organización de la compra y de la cocina en tu casa (porque toda tu familia come lo mismo que tú), sino la pérdida de peso (porque se sabe que en compañía de otros es más fácil adoptar hábitos saludables).

Veamos cuáles son las ya famosas reglas No Dieta:

1 Ambiente seguro.

2 Cuatro comidas en horarios flexibles.

3 Un único plato.

4 En las comidas principales, almuerzo y cena, incluir, respectivamente: proteína animal + vegetales o carbohidratos + vegetales.

5 Un dulce (o bocado salado) por día (< de 150 calorías):
  • Comprar una unidad.
  • Disfrutarlo acompañado.
  • Comerlo de buen ánimo.

Las reglas del juego

Regla n.º 1: *Ambiente seguro*

A las personas nos estimulan constantemente los alimentos que vemos u olemos cerca de nosotros. Por eso, una estrategia importante para autorregular lo que comemos es aprender a crearnos un ambiente seguro.

Se trata de una regla con dos elementos. Por un lado, tener lo que prefieres, lo que más te gusta. Alejarte de las dietas que te quitan lo más rico. Por el otro, para no descontrolarte, para no picotear o atracarte, es importante que tengas solo la cantidad que piensas comer hoy.

Entonces, ambiente seguro es tener un entorno —tu casa, tu oficina o cualquier lugar en el que pases muchas horas— en el que sea sencillo decidir lo mejor para ti, lo más saludable o conveniente. Diseñar tu casa, tu despensa, el carrito de la compra del supermercado para facilitar las ciento cincuenta o doscientas decisiones de comida y bebida que cada día tomamos.

No es necesario que te esfuerces por comer solo cuatro galletitas de un paquete que trae veinte. Ambiente seguro es comprar un paquete de solo cuatro unidades. Total, mañana será otro día: no es la última cena.

¿Te resulta difícil comer solo dos bolas de helado si delante de tus ojos hay un kilo? Ambiente seguro es ir a la heladería y comprar un cucurucho.

¿Te resulta difícil comer un solo plato si vas a un hotel con todo incluido o bufé libre? Ambiente seguro es, siempre que sea posible, pedir a la carta.

¡No es lógico padecer por no repetir el plato de ñoquis caseros que ha preparado tu abuela, la misma que acostumbra traer a la mesa dos fuentes gigantes que siempre te llaman a gritos! Ambiente seguro también es pedirle a ella que sirva en la cocina un único plato para cada uno.

Después de un día de trabajo, no vale la pena desviar tu energía vital para controlar cuántas empanadillas te comes. Lo mejor es comprar solo la cantidad que piensas consumir en la cena. Total, ¡mañana las puedes volver a comprar!

Ambiente seguro es un concepto binario:

✳ Comer sabroso es un derecho. Por eso, se debe disponer de aquello que nos apetece: alimentos placenteros o preferidos. ¡No se puede vivir a lechuga y zanahoria!

✳ Los humanos no estamos preparados para detener la ingesta de alimentos sabrosos, placenteros y disponibles delante de los ojos. Por eso, el objetivo es no tener mucha disponibilidad de aquello que te dispare picoteo, descontrol o porciones excesivas. Es conveniente planificar la compra y la preparación de los alimentos. Es decir, reducir la exposición a comidas que activen lo hedónico apuntando a la disponibilidad. La ingesta comienza en la compra, pero termina en la boca. La idea es comprar, almacenar, cocinar y, por ende, servir en un solo plato: ergo, menos. Si eres el «arquero nutricional» de tu familia (es decir, la persona que decide lo que entra, lo que se cocina y lo que se come), estas reglas no solo te ayudarán a ti, sino a todos con los que convives.

De nuevo:

✗ No es «ambiente seguro» disponer de una fuente de medio kilo de filetes empanados si solo hay tres comensales.

✗ No es «ambiente seguro» tener una docena de medialunas para dos personas.

✗ No es «ambiente seguro» comprar helado «dos por uno».

✗ No es «ambiente seguro» un bufé libre ni un restaurante al peso y tampoco un hotel con pensión completa.

✗ No es «ambiente seguro» un frasco lleno de galletitas dulces en la cocina o bizcochitos en el cajón del escritorio de la oficina.

Estrategias para crearte un ambiente seguro:

1 Ir al supermercado con una lista de la compra impresa de antemano. Los expositores tientan y, dado que las personas nos atamos a los números, muchas veces salimos con mayor cantidad de productos simplemente porque había una oferta (que no la guardamos, la comemos).

2 Evitar cocinar de más. Siempre calcular la cantidad de ingredientes necesarios para los comensales. Si por razones prácticas y económicas conviene comprar grandes cantidades de productos, entonces será mejor compartirlos o almacenar-

los sin cocinarlos. A mayor esfuerzo, menor consumo. Contar con menos cantidad de comida es consumir menos.

③ Si por cuestiones prácticas se cocinó de más, no llevar la fuente a la mesa.

④ Servir un plato para cada persona. Lo que sobra se guarda en el frigorífico para desalentar el consumo. De nuevo, a mayor esfuerzo, menor consumo.

⑤ Las comidas deben ser cuatro al día y en horarios flexibles. Los tentempiés no son obligatorios; puedes hacerlos cuando sientas hambre real. Como nos gusta decir: «Los tentempiés son un derecho, no una obligación». En Argentina, las cuatro ingestas principales son desayuno, almuerzo, merienda y cena (en horarios flexibles). Esto implica que, de media, en las horas de vigilia, restando las horas de sueño, se estará comiendo cada cuatro horas.

Regla n.º 2: *Cuatro comidas en horarios flexibles*

Como ya hemos dicho, la idea es hacer desayuno, almuerzo, merienda y cena en horarios flexibles. Cada familia tiene sus rutinas, sus horarios, sus costumbres. Lo importante es respetar las comidas principales para evitar la «deuda de hambre». Recuerda: ¡las deudas se pagan y las de hambre se pagan con comida!

Desde No Dieta proponemos anclar la ingesta a la percepción del hambre. Solo comemos si hay hambre real. No lo hacemos si lo que sentimos es solo tentación, hedonismo o simplemente disponibilidad: «¡Vi luz y entré!». Tampoco comemos si sentimos un vacío emocional: alguna emoción que nos invade y nos lleva a comer cuando en realidad necesitamos compañía, un beso, que nos escuchen. O un abrazo de esos que de tan fuertes y cálidos reconfortan el alma.

La cultura alimentaria de los tentempiés obligatorios debe revertirse. ¿Por qué? Porque no está basada en una percepción de hambre. Está instaurada por indicación médica, por costumbres culturalmente arbitrarias o por un manual de nutrición pasado de moda. Los tentempiés no son imprescindibles. Se utilizan solo si se percibe hambre real. De lo contrario, lo mejor es esperar hasta la próxima ingesta. Lo esencial es escuchar al cuerpo, respetarlo. Si comemos de más, no lo respetamos. Tampoco si comemos de menos.

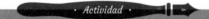

· *Actividad* ·

Te invitamos a reflexionar acerca de los tentempiés:

✳ *¿Cuántos tentempiés tomas al día?*

....

✳ *¿Sientes hambre real cuando comes?*

....

✳ *Cada vez que estés a punto de comer entre comidas, pregúntate: ¿de verdad tengo hambre?*

....

Regla n.º 3: *La porción es el plato*

Utilizar un solo plato como modelo de porción funciona. Tener una porción indicada de antemano te quita la necesidad de controlarte constantemente frente a un objeto placentero y tangible como la comida. Y, cuando acabas el plato, termina la comida.

El control cognitivo es superado fácilmente por el placer, las emociones o, simplemente, las numerosas tareas cotidianas. Comer no es un comportamiento que requiera involucrarse demasiado: lo hacemos automáticamente y ahí radica el problema, porque comemos sin pensar, sin dedicarnos a reflexionar si es hambre real o de otro tipo.

Detengámonos un momento en tres conceptos claves para entender por qué comemos (tenemos un genotipo ahorrador), por qué comemos de más (somos «monos completadores») y qué estrategias podemos utilizar para controlar la ingesta (básicamente, supervisar y materializar).

Somos «monos completadores»

Las personas autorregulamos nuestra porción los primeros meses de vida. Luego, lo que comemos y la cantidad estarán más determinados por la cultura en la que nos hallamos inmersos que por nuestra hambre real. De bebés y de niños comeremos lo que nos sirva la madre, el padre o el cuidador. De adultos lo haremos basándonos en la porción que nos inculcó nuestra familia de origen, en las costumbres de la sociedad en la que vivimos y en respuesta a emociones, placer y disponibilidad. Contaminados por todo ese entramado cultural, nos cuesta determinar por nosotros mismos cuál es la porción adecuada o saludable. Y comemos todo lo que tenemos delante de los ojos para cuando no haya...

Se diría que muchos de los humanos no somos capaces de dejar algo de comida en el plato. De hecho, una de las mayores dificultades a las que nos enfrentamos las personas de cien a ciento cincuenta veces al día es decidir cuál es la porción adecuada para comer. Esto ha empeorado frente a la creación de normas de consumo excesivas.

¡Vaya!, se nos había escapado, esa es, de hecho, la función básica del genotipo ahorrador.

Como ya dijimos, si tenemos un paquete de galletitas, difícilmente podremos comer solo dos o tres. Lo mismo pasa con un cubo de palomitas: ¿cómo hacer para comer diez o quince, y dejar el resto para otro día? Se nos ocurren algunas ideas, pero, además de ser horribles, implican conductas evasivas. No Dieta es conciencia, no evasión.

Una de las teorías de por qué ocurre esto es la del genotipo ahorrador, de James Neel, y te la contaremos en breve. Pero, antes, veamos lo que descubrió la psicóloga rusa Bluma Zeigarnik. Según esta investigadora, los humanos percibimos en forma de *gestalt*, es decir, el todo, la totalidad. Y hasta que no terminamos ese «todo» (un paquete de galletitas, un kilo de helado, una barra de chocolate, una lata de cerveza, el plato de comida), no logramos olvidarlo. No podemos empezar una nueva tarea si dejamos una incompleta. Traducido al lenguaje de la nutrición, no podemos dejar de comer hasta terminar el plato, la unidad o la porción de comida que tenemos enfrente.

En este sentido, olvidar sería una función muy necesaria cuando se trata de perder peso. Pero, como decía el semiólogo italiano Umberto Eco,[4] los humanos tenemos dos problemas: no recordamos todo lo que quisiéramos y tampoco podemos olvidar todo lo que nos gustaría.

El genotipo ahorrador

Como veremos cuando hablemos de actividad física, todos somos transformadores de energía. Esta frase, que bien podría pertenecer a un libro de ciencia ficción, es tan exacta como la ciencia. Los humanos transformamos la energía química de los alimentos que comemos en otros tipos de energía (gasto calórico).[5] Y lo hacemos continuamente. Todos los días. Todo el tiempo. La energía la gastamos en diferentes funciones imprescindibles para la vida y en otras que no lo son tanto. Esto derriba el mito de que solo gastamos calorías cuando hacemos actividad física.[6]

---

4 Umberto Eco fue un importante escritor y semiólogo italiano. Para nosotras es una gran fuente de inspiración.

5 Se utiliza como unidad de medida la kilocaloría (kcal). Una kilocaloría equivale a mil calorías.

6 Gracias a este dato hoy sabemos que para perder peso no solo sirve realizar actividad física programada, sino también cualquier tarea que implique un mínimo de movimiento: ordenar, subir escaleras, caminar por la casa, planchar, levantarse para ir a buscar algo, etcétera.

El consumo energético diario de nuestro organismo tiene tres componentes:

✳ Gasto metabólico en reposo: sirve para mantener las funciones vitales. Representa entre el 60 y el 70% del gasto energético total.

✳ Gasto por movimiento, que a su vez posee dos componentes: el gasto por actividad física estructurada (gimnasia, deportes) y la actividad cotidiana (NEAT).[7] Representa un 20% del total. Ya lo veremos en detalle... ¡Paciencia!

✳ Gasto por digerir los alimentos (termogénesis inducida por la dieta).[8] Representa un 10% del total.

Tradicionalmente, los tratamientos para combatir el sobrepeso y la obesidad se basaron en una fórmula simple: comer poco y moverse mucho. ¡Pero el gasto que implica movernos representa solo el 20% del gasto calórico total! Vamos, que esa fórmula no es suficiente.

Perder peso es un poco más complejo, pues el organismo regula el hambre y la saciedad para mantener su equilibrio energético, es decir, su peso. Por esta razón, una vez que una persona se ha vuelto obesa, este mismo mecanismo defiende el estado obeso como un equilibrio (patológico, tal vez, pero equilibrio al fin). Asimismo, si se gasta mucho, se conserva energía para cuando no haya disponible. Y también por eso,

---

[7] *Non Exercise Activity Thermogenesis* o gasto calórico no planificado.

[8] Es un proceso complejo que se refiere al aumento de la tasa metabólica que se produce después de la ingesta de alimentos como resultado de la necesidad de digerir, absorber y almacenar los nutrientes. Se conoce con la sigla TID.

si comemos poco, gastaremos menos. Ese es precisamente el problema de las dietas de pocas calorías, las restrictivas, que lamentablemente persisten a pesar de sus múltiples desventajas.

El equilibrio energético explica la tendencia a recuperar peso (el cuerpo no entiende que no comemos porque queremos perder peso, cree que no comemos porque no hay). La única estrategia posible frente a esta situación es engañar al cerebro sin desequilibrar el organismo. Te preguntarás cómo...

Es fácil: comiendo rico. Legalizando el placer, pero en la porción justa. En otras palabras: comiendo lo suficiente para que el cuerpo obtenga la energía que necesita y lo mínimo para que no crea que estamos viviendo un periodo de hambruna (y ahorre en cadera, vientre, brazos y piernas lo que le sobra).

¿Qué postula el genotipo ahorrador?

✳ Cuando hay alimento, se comerá «todo» para cuando no haya «nada».

✳ Si hay alimentos calóricos y no calóricos, se consumirán los más densos para cuando falten.

✳ Todo aquello que sobre (lo que el organismo no necesite) se almacenará como grasa, también para cuando no haya alimento.

Esta capacidad de los humanos de ahorrar energía para cuando no se disponga de ella se conoce como «genotipo ahorrador». El diabetólogo y genetista norteamericano James Neel, profesor de Genética Humana de la Universidad de Michigan, propuso esta teoría en 1962.

Supervisar y hacer tangible

Tener conciencia de cuánto se come, es decir, hacer tangible la ingesta, es una tarea importante cuando estamos intentando perder peso. Tradicionalmente, se anotaban todos los alimentos consumidos en una planilla. Si alguna vez has hecho dieta, ¡imposible no acordarte de ella! Hoy, con el advenimiento de las nuevas tecnologías, una estrategia sencilla y efectiva para materializar la comida es sacar fotos del plato. Esto favorece no solo la toma de conciencia de lo que comemos, sino que sirve para corregir errores frecuentes, como la monotonía, la restricción o el exceso. Volver tangible lo que comemos es el primer paso para aprender a alimentarnos de manera saludable.

Otro recurso interesante es la supervisión. Es decir, que registres lo que comes. Pero en lugar de hacerle fotos al plato, te proponemos guardar los papeles de las golosinas o los alimentos que consumes.

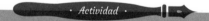

· Actividad ·

Te proponemos que lleves un registro fotográfico de todo lo que comes lunes, miércoles, viernes y domingo (tres días entre semana y uno del fin de semana).
¿Cómo? ¡Es fácil! Antes de comer haz una foto al plato, y si compras una golosina, un helado o un paquete de galletitas, guarda el envoltorio o regístralo con la cámara del móvil.

Al finalizar la semana, revisa tu alimentación haciéndote las siguientes preguntas:

✳ ¿Hice las cuatro comidas (desayuno, almuerzo, merienda y cena)?
✳ ¿Incluí en mis comidas proteínas, vegetales e hidratos de carbono?
✳ ¿Respeté la porción de un plato/una unidad?
✳ ¿Comí cada día una ración pequeña de algo que me da placer?
✳ ¿Compré, serví y comí la porción justa?
✳ ¿Qué logré esta semana?
✳ ¿Qué puedo mejorar la próxima?

Regla n.º 4: *Proteínas, vegetales e hidratos*

Una comida al día debe prepararse con proteínas como principal nutriente más vegetales. La otra comida, con carbohidratos como principal nutriente más vegetales.

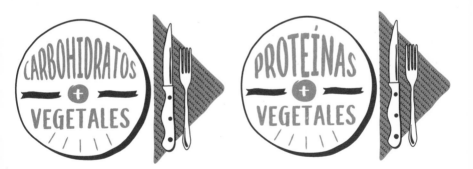

Opciones de menú en págs. 227 a 230

Si en el almuerzo tomaste carbohidratos más vegetales, en la cena tendrás que comer proteínas más vegetales (o viceversa). Recuerda: ¡No Dieta es flexible!

Con el objetivo de lograr una alimentación variada y equilibrada, la recomendación es que, en una comida principal, completes medio plato con proteína animal de cualquier tipo (cerdo, pescado, vaca, pollo) o con un equivalente proteico (por ejemplo, soja o huevo) y la otra mitad con vegetales.

En la otra comida principal, la idea es:

✳ Mujeres: la mitad del plato debe contener carbohidratos (pastas, patata, cereales, pizza) y el resto, vegetales.

✳ Hombres: 2/3 de carbohidratos y el resto, vegetales.

Esta sugerencia no implica que no puedas combinar proteínas con pasta, patatas, arroz o legumbres. En todos los casos es posible incluir una taza de caldo o sopa de verduras antes de comer. Y para finalizar la comida, siempre está la opción de ingerir una fruta o un postre pequeño común o bajo en calorías. ¡Pero solo si te has quedado con hambre! El postre, al igual que el tentempié, es un derecho, no una obligación.

En el kit No Dieta encontrarás muchas opciones de pequeños placeres en la porción justa.

En cuanto a la elección de alimentos, la clave es la variedad semanal y la homogeneidad en cada ingesta. Es decir, a lo largo de la semana los menús deben ir cambiando, pero en cada comida no es recomendable que haya demasiada variedad. Porque a mayor variedad, más vas a comer. Un ejemplo de esto son los bufés libres, donde existe una inmensa cantidad de platos entre los que elegir.

¡Qué difícil resulta elegir poco cuando hay tanto!, ¿no? También es importante ampliar la variedad y para eso existe una máxima: convertir los alimentos que son un NO rotundo, en NI y los que son un NI en un SÍ, aunque no los consumamos diariamente.

Regla n.º 5: *Una porción de lo que más te gusta al día*

Como hemos explicado, el placer y la indulgencia son un derecho innato. De hecho, uno de los mayores errores de la dietoterapia de la obesidad es haber excluido al placer prescribiendo solo aquello que conviene ingerir para perder peso rápidamente. Esto ha sido una de las claves del gran fracaso de las dietas en el siglo XX.

El método No Dieta legaliza el placer.

¡Si has leído bien, todos los días!

Por eso, si te gusta mucho el dulce, si eres goloso, puedes comerlo todos los días. Un alimento dulce de menos de 150 calorías. Si, en cambio, eres amante de lo salado, puedes incluir en tu alimentación diaria una porción pequeña de eso que tanto te gusta (queso, fiambre, patatas fritas, etcétera).

El dulce o el bocado salado que elijas conviene:

＊ Comprarlo por unidad, en el mismo momento en que lo vas a comer o en el mismo día. No adquirir y almacenar una caja con varias unidades.

＊ En cuanto al momento ideal para consumirlo, no importa si es de día o de noche, después de la comida o de la cena: lo fundamental es que lo comas en compañía de alguien, pues la mirada del otro siempre es una especie de cable a tierra.

＊ Comerlo cuando estás de buen ánimo. Siempre que calmes con alimentos un estado emocional negativo, sea el que sea, dejarás una huella en tu mente. La próxima vez que percibas esa misma emoción, irremediablemente se te ocurrirá ir en busca de comida. Ni amigos, ni música, ni un *hobby*. Por eso, si no sientes hambre real, sino emociones negativas (ansiedad, tristeza, aburrimiento), te recomendamos que utilices cualquier otra estrategia, menos comida, para evitar dejar la huella.

Existen pruebas de que el patrón intermitente de consumo de alimentos y la abstinencia generan descontrol. Por el contrario, la certeza de poder consumir lo preferido toda vez que se quiera, en la porción justa, disminuye el deseo. Volver cotidiano lo más deseado genera mayor control. La idea es comer lo que más te guste, pero en la porción justa (de nuevo, porque no es la última cena). Esa es la razón por la que en No Dieta no existen los alimentos «permitidos», así como tampoco los «prohibidos».

La certeza disminuye el deseo y mejora el control.

Hay personas golosas, pero también están los amantes del picoteo. O de las pastas. O de las proteínas animales. O del pan.

Para Santiago, por ejemplo, la gloria es comerse un trozo de salami. Pero hace mucho que no prueba bocado de su manjar preferido: las dietas restrictivas silencian el deseo, lo reprimen. Cuando se enteró de que si se animaba a seguir con No Dieta podría comer salami todos los días de su vida y, aun así, perdería peso, se sorprendió. La situación fue más o menos así:

—Necesito que me hagas un favor, Santiago.

—¿Cuál?

—Te pido que mañana comas tres rodajitas de salami, ¿podrás hacerme ese favor?

—Sí, ¡claro! Pero... ¿el salami es parte de la dieta?

—De la No Dieta. Sí. También te voy a pedir que pasado mañana comas tres rodajitas de salami. ¿Crees que podrás cumplir lo que te pido?

—Sí... —contestó sorprendido.

—Y al día siguiente también tienes que comer tres rodajas de salami. ¿OK?

—Bueno, si me lo pides así... —dijo, mientras se le escapaba un esbozo de carcajada—. Pero no lo entiendo. ¿Cómo puedo comer lo que más me gusta y bajar de peso?

La respuesta es simple: la certeza disminuye el deseo. Si sabes que puedes comer todos los días aquello que más te gusta, el descontrol disminuye.

¿Estás casado o en pareja? ¿Hace cuántos años? ¿Más de diez? ¿Te acuerdas de tu primera cita con el susodicho o la susodicha? ¿Cuánto tiempo tardaste en arreglarte? ¿Sentías mariposas revoloteando en el estómago? ¿Cuánto perfume te echaste? Trata de recordar las ganas que tenías de darle un beso (o de que te lo diera), cómo echabas de menos su voz entre encuentro y encuentro, cómo estabas pendiente del teléfono por si llamaba, cómo sufrías cuando llegaba la hora de decir adiós.

Bueno, ahora vuelve al presente. ¿Cuánto tiempo tardas en arreglarte para ir a cenar con la persona con la que te acuestas y levantas todos los días? ¿Sientes mariposas revoloteando en el estómago o quieres convertirte en una mariposa para volar libre de vez en cuando? ¿Cuándo fue la última vez que usaste perfume? Piensa en las ganas que tienes de darle un beso (o de que te lo dé), si echas de menos su voz desde la mañana hasta la noche, cómo silencias el teléfono por si llama, cómo disfrutas cada vez que tienes una noche de soltería. ¿Lo ves? ¡La certeza disminuye el deseo!

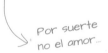

Por suerte
no el amor...

Se puede perder peso sin renunciar al placer

KA TZ

LAS EMOCIONES TE INFORMAN

Al hombre se le puede quitar todo, excepto una cosa,
la última de sus libertades: elegir su actitud frente a
la vida, elegir su camino.

Viktor Frankl

Patricia tiene treinta y cinco años, está casada y tiene dos hijos pequeños. Durante su segundo embarazo dejó su trabajo como contable. Quería estar más disponible para sus chicos. El motivo de su consulta fue el mismo de muchas mujeres: diez kilos de más que le molestaban mucho. Acostumbrada siempre a un mismo peso —que había oscilado para abajo o para arriba con ínfimas variaciones a lo largo de su vida—, este aumento la tenía preocupada. ¡Y enfadada! Después de la catarsis típica de toda persona que está tratando de perder peso y no lo logra fácilmente, hablamos de su alimentación, de su rutina diaria y de su vida en general. Pero siempre es bueno dedicar unos minutos a hablar de algo más, profundizar en cómo está la persona más allá de lo exclusivamente físico. Así que, a medio camino entre el comentario sobre el libro que ella estaba leyendo y las anécdotas sobre sus chicos, surgió una pregunta. La escena fue más o menos así:

—¿Eres feliz?

—La verdad, no sé.

—¿De dónde viene la duda?

—Creo que estoy aburrida —dijo, al mismo tiempo que jugaba con el cierre de su cartera.

—¿Qué ha cambiado últimamente?

—Bueno... —balbuceó y se quedó pensando—. No estoy trabajando. Adoro ser madre. Me encanta ocuparme de la casa y estar con ellos, pero necesito algo más. Hacer algo más.

—¿Y qué haces para no aburrirte?

—Me da vergüenza aceptarlo, pero para matar el aburrimiento lo único que se me ocurre es comer.

Patricia comía para colmar sus días y era consciente de ello, lo que estaba muy bien. La mayoría de la gente que consulta por exceso de peso ni siquiera sabe por qué tiene kilos de más o al menos no piensa que las emociones le juegan una mala pasada. Esto no es culpa de ellos, sino de los profesionales que los atienden. Desde hace años se habla de comida y ejercicio. La dimensión emocional brilla por su ausencia.

Acostumbrada a trabajar a jornada completa, Patricia buscaba en la comida «eso» que le faltaba cada vez que se sentía sola, sin nada que hacer, sin proyectos por delante, sin desafíos que la entusiasmaran, más allá de que ser madre implique enormes desafíos. Aunque había decidido formar una familia y estaba contenta con su decisión, esa vida exclusivamente hogareña no le bastaba. Ella no lo sabía, pero la solución a su problema estaba en ella. Su emoción preponderante —el aburrimiento— la estaba alertando. Solo necesitaba prestar más atención. Al igual que Patricia, a muchas personas las sacuden a menudo atisbos de soledad, enfado, ansiedad, tristeza, cansancio, aburrimiento (pero también de alegría, de excitación, de pasión desmedida). Emociones que, solas o entrelazadas, pueden impedir una relación saludable con la comida. Sobre todo, cuando la emoción se consolida y pasa a ser una constante en la vida de la persona.

Lo que sentimos está profundamente ligado a lo que nos pasa en el cuerpo. Sin embargo, los médicos tienen una formación básicamente biologista, o a lo sumo cartesiana, cimentada sobre la base de la división mente-cuerpo. Y así, ciegos, sordos y mudos frente a lo que muchos pacientes sienten, hay profesionales que siguen prescribiendo dietas de manera automática en papeles impresos que son iguales para todos, que tienen muchos «no» y pocos «sí» y que dividen el maravilloso reino de los vegetales en tres categorías estancas: A, B y C. Si alguna vez has hecho dieta, seguro que conoces esta clasificación.

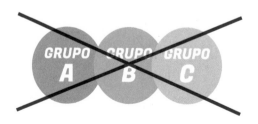

Esta división de los vegetales en tres grupos caducó hace tiempo, sin embargo, continúa incluida en el plan de estudios de la carrera de Nutrición. Quizás aún sea relevante diferenciar al grupo C, pues reúne a los que hoy se consideran almidones. ¿Pero qué importa si alguien come cebolla o tomate, alcachofa o espinaca? ¿De verdad crees que esto implicará un mayor o un menor peso? ¿Te parece lógico regir tu alimentación de acuerdo con una clasificación que no contempla tus gustos o tus posibilidades y, por si eso fuera poco, deja de lado el placer de comer lo que te gusta?

Cada día aparecen nuevas investigaciones sobre nutrición. Los libros sobre dietas bajas en carbohidratos o extremadamente reducidas en calorías se afianzan como *best-sellers*. Mientras tanto... muchas personas siguen luchando por **mantener una dieta saludable** y estar en forma.

Esto se debe a que hay otros factores que influyen en la cantidad y el tipo de alimentos que consumimos: las emociones y el **estrés** se vinculan directamente con el hambre **emocional**.

La mayoría de las veces no se trata de no saber qué hacer, sino de no poder hacerlo.

Las emociones son inevitables, ni buenas ni malas: ¡te informan!

El estrés, el enemigo de todos

Evolutivamente, el mecanismo del estrés ha sido útil, pero se ha convertido en una de las principales razones del exceso de peso en la sociedad actual. Aumenta los niveles de cortisol (la hormona del estrés). Aunque en estado agudo (es decir, si sufrimos un accidente, nos roban o nos golpean) posee una función beneficiosa, en niveles excesivos y sostenidos en el tiempo (cuando convivimos a diario con la pobreza, la depresión, el maltrato institucional, la violencia doméstica, entre otros ejemplos) puede causar una serie de problemas físicos.

Podríamos decir que una función olvidada de los alimentos es disminuir el estrés. Lo malo es que tiene un alto coste para nosotros: comeremos y nos sentiremos mejor, pero consumiremos comida y calorías en exceso. Entre otros efectos, los niveles elevados de cortisol pueden crear antojos de alimentos y, sobre todo, de carbograsas (una combinación de carbohidratos y grasas) dulces o saladas. Nadie come azúcar a cucharadas o bebe aceite de un vaso: vienen empaquetados en atractivos alimentos que aportan mucho más placer que nutrientes.

Por último, hay pruebas de que el estrés dispara la aparición de nuevas células grasas, ¡pero en el abdomen! Como la mentira a Pinocho, el estrés hace que tu panza crezca.

El rol de las emociones en la pérdida de peso

Las personas con problemas de peso o que poseen una relación alterada con la comida —aunque tengan un peso saludable— sufren una especie de «alergia» a las emociones: las temen como los niños al lobo feroz. Así es que siempre que aparecen —las perciban o no conscientemente, las nombren o no— intentan eliminarlas rápidamente. Y la comida es una estrategia eficaz, aunque efímera, para desintegrarlas o evitarlas.

Desde que nacemos, los adultos que nos rodean se esfuerzan por que aprendamos más cosas y lo antes posible: las letras, los colores, los números, idiomas, deportes, instrumentos, informática... Conocimientos, información y destrezas: si bien son necesarios, resultan insuficientes para un desarrollo saludable si no nos ayudan a conocernos, a adaptarnos a los demás, a afrontar situaciones que nos traerá la vida y a regular nuestro comportamiento y nuestros sentimientos. En general, muchas personas son incapaces de reconocer fácilmente sus emociones o las de los demás. Esto puede derivar en malentendidos, discusiones, rupturas y errores.

Las emociones son universales, se observan en todas las culturas. Gracias a ellas podemos entendernos sin hablar el mismo idioma. Nos hermanan. Podemos encontrarlas a lo largo y ancho del mundo, en diferentes regiones y países. Y sirven, entre otras cosas, para informarnos acerca de quiénes somos (también quién es el «otro») y cómo es el mundo en el que vivimos, para poder adaptarnos a él.

Los tres componentes de una emoción son:

Las emociones incluyen pensamientos, sensaciones, reacciones fisiológicas y conductas.

Una sensación subjetiva
(pero siempre verdadera, no importa si el otro hizo
algo para que me enfade, lo que importa es que a mí me enfada).

Cambios fisiológicos
(expresiones faciales específicas, ritmo cardiaco
más rápido, sudoración).

Un comportamiento que pone de manifiesto
la emoción en sí misma
(risa, agresión o llanto).

Muchos de los pensamientos que nos vienen a la mente y que dan lugar a emociones negativas se pueden considerar irracionales, tal como los denominó el psicólogo estadounidense Albert Ellis. O monólogos cómplices, como los llamamos las autoras de este libro. Por eso, aprender a reconocer lo que piensas resulta fundamental para regular las emociones. Igual que observar el contenido de los propios pensamientos —metacognición—[9] es imprescindible para poder trabajar sobre ellos, cambiar las emociones y, por ende, el comportamiento que ambos disparan.

Las emociones condicionan nuestros comportamientos y nuestros pensamientos.

---

[9] Es la aptitud para autorregular los procesos de aprendizaje.

Conviene aclarar que las emociones son generadas por nuestra particular mirada del mundo o de lo que nos sucede o imaginamos que ocurre. Los acontecimientos no siempre han ocurrido tal cual los percibimos: es nuestro singular filtro de lo que sucede. Si bien la verdad es una, la realidad, los relatos que nos hacemos acerca de lo que nos pasa pueden ser diversos e incluso opuestos. Nuestro devenir emocional puede ser un perfecto oxímoron.[10]

La emoción es auténtica. La sentimos en el cuerpo. Existe.

Puedo enfadarme porque mi amiga no me invitó a una fiesta y enterarme luego de que en realidad lo hizo para evitar que me encontrara con alguien con quien no deseo encontrarme. Quizás al aclarar la situación me dé cuenta de que mi enfado era infundado, pero lo percibí: el enfado estaba ahí, latiendo como un corazón en llamas.

Puedo estar ansioso por miedo a llegar tarde a un encuentro, aunque probablemente eso no ocurra, y si sucediera, tampoco tendría consecuencias negativas para mí. Sin embargo, mi cuerpo y mi mente sufrirán el impacto de esa amenaza potencial que percibo.

Por eso es posible que la emoción sea solo un espejismo, aunque la sintamos auténtica. Como cuando vamos por la carre-

---

[10] Figura retórica que consiste en dos palabras que encierran significados opuestos.

tera y vemos agua a lo lejos. Sabemos que se trata de una ilusión óptica, pero no por eso dejamos de verla.

Según los descubrimientos realizados a través de la técnica de mapeo cerebral, la explicación neurobiológica es que la emoción es un estado mental placentero o desagradable organizado en el sistema límbico, aquel que regula los sentimientos, la memoria, el hambre y los instintos sexuales.

Definidos como tales, estos estados emocionales son manifestaciones específicas, no necesariamente expresadas verbalmente, de alegría, ira, disgusto, ansiedad, desagrado, vergüenza, miedo, culpa, felicidad, tristeza, sorpresa e incertidumbre.

Las personas hemos desarrollado cerebros que construyen modelos internos del mundo para interactuar flexiblemente con el medio y con los otros. Para esto necesitamos, además, tener una imagen de nosotros mismos y del entorno. Así, las emociones relacionan el interior con el exterior según el valor que posean las señales externas. Este valor surge de evaluar la situación y también los cambios que suceden en el organismo y el comportamiento resultante.

El hemisferio derecho del cerebro prioriza el mundo interior (lo subjetivo): el pensamiento intuitivo y espontáneo. Percibe señales ocultas de las cosas, los signos, las metáforas, lo espiritual y rompe normas sociales. El izquierdo saca a relucir lo racional, lógico, analítico, matemático. Trata de hallar certezas y se rige por normas y leyes. Ambos funcionan juntos y se complementan. El punto es tener en cuenta la cabeza, pero sin perder de vista al más romántico de nuestros órganos: el corazón.

A estas alturas quizás te preguntes: ¿por qué dedicamos un capítulo a las emociones? Porque lo peligroso es que ellas suelen disparar un tipo de hambre que llamamos *emocional* y que no se siente en el estómago, sino en el alma.

Para evitarlo, es imprescindible primero identificar la emoción asociada con la sensación de hambre y hacernos muchas preguntas: ¿qué siento?, ¿por qué?, ¿para qué?, ¿de dónde viene eso que siento?, ¿qué puedo hacer para enfrentar lo que siento y transitar la emoción?, ¿cómo hago para no llevarme comida a la boca cuando lo que siento no es hambre, sino otra cosa?

· *Actividad* ·

✳ *¿Puedes identificar una o más situaciones en las que tu percepción de la realidad te llevó a enfadarte sin razón? ¿Qué sientes?*

....

....

✳ *Ponle nombre. ¿Con quién he hablado hoy? ¿Qué me tiene preocupado? ¿Qué tengo pendiente?*

....

....

La próxima vez busca información, hazte estas preguntas antes de quedarte atrapado en una emoción negativa que, aunque la percibas, quizás no posea certeza. Y lo más importante: ¡NO comas para no sentirla! ¡No la tapes con alimentos!

Recordemos que, disparadas por hechos o por relatos que nos hacemos a partir de lo que nos sucede, las emociones siempre son reales para la persona que las experimenta. Tanto las positivas como las negativas.

Cuando nacemos, solo estamos capacitados para responder al dolor. A los tres meses aparecen las emociones básicas (enfado/ira/ansiedad, miedo, asco, tristeza, sorpresa y alegría). A partir de este conjunto, los sucesivos procesos de maduración cognitiva y de aprendizaje van ampliando el mapa emocional de cada persona.

Toda emoción se asocia con una tendencia a determinada acción específica (por ejemplo, luchar o huir), pero la *emoción* y la *acción* actúan en escalas de tiempo distintas.

Hoy en día, sabemos que las personas que presentan emociones predominantemente positivas viven más, tienen más éxito en la vida y generan una apertura mental que las hace más receptivas e incluso más creativas. Esta clase de emociones permiten desarrollar habilidades, sorprendentes conocimientos y buenas actitudes ante la vida. Tienen efectos beneficiosos sobre el aprendizaje al mejorar procesos relacionados con la atención, la memoria o la resolución creativa de problemas. Están asociadas con el bienestar y el placer. Permiten rechazar guiones de respuestas automáticas típicos de las emociones negativas y, en cambio, seguir otros más innovadores.

Las emociones negativas se acompañan de un profundo malestar. Dada su *función de supervivencia,* poseen la particularidad de *restringir el rango de acciones que puede emprender una per-*

sona en una situación determinada. El miedo, la ira o la ansiedad nos preparan para reaccionar de manera inmediata en una situación de peligro. Por el contrario, las emociones positivas amplían y abren *el abanico de pensamientos y acciones posibles.* Existe cierta asimetría entre las emociones positivas y las negativas. De hecho, las negativas superan las positivas por una simple razón: las amenazas se ciernen sobre nosotros. «Vivir es lo más peligroso que tiene la vida», como dice el cantautor español Alejandro Sanz.

Si bien las emociones positivas no conducen a acciones inmediatas como sí lo hacen las negativas, de igual manera disparan algunos tipos de comportamientos. Los beneficios adaptativos de las emociones positivas se aprenden a largo plazo. Provocan cambios en los pensamientos, la idiosincrasia, la concepción del mundo. Estos, a su vez, pueden modificar los hábitos.

Además de sus consecuencias intrínsecamente agradables, las emociones positivas también promueven la salud psicosocial, intelectual y física. Sus efectos permanecen por un largo periodo de tiempo después de que se hayan desvanecido. Así es como regulan el comportamiento futuro de una persona y son un elemento clave en la autorregulación de las emociones.

La alegría, por ejemplo, es un excelente incentivo para la actividad física. Despierta el interés por el juego y la creatividad. La serenidad, en cambio, invita a saborear las circunstancias del presente e integrarlas en una nueva perspectiva de nosotros mismos y de lo que nos rodea.

> Las emociones positivas ayudan a construir un conjunto de recursos personales para afrontar dificultades en el porvenir de lo cotidiano.

Cómo afrontar el estrés de manera positiva

El estrés es indispensable para la salud y la supervivencia de la especie. Hablamos de un nivel óptimo, un estrés positivo (eustrés). En exceso puede enfermarnos (distrés).

¿Qué hacer, entonces, cuando el estrés se acumula hasta tal límite que nos desborda como si fuésemos un globo extremadamente inflado, a punto de explotar?

Como ya explicamos, las emociones positivas promueven la capacidad de recuperarnos de los sucesos negativos y del estrés que implica vivir. Asimismo, el optimismo puede desarmar los efectos perjudiciales que la emoción negativa despliega.

Existen básicamente dos estilos saludables de afrontamiento del estrés y las emociones negativas:

1 **La resistencia:** es la tendencia a percibir el estrés como una oportunidad para el crecimiento en lugar de entenderlo como una amenaza. Esta estrategia favorece la búsqueda de estilos de vida saludables: realización de ejercicio o descanso, cambios de trabajo y estrategias beneficiosas de utilización del tiempo libre, que repercutirán finalmente en la salud del individuo.

2 **La resiliencia:** es la capacidad de proyectarse hacia el futuro a pesar de acontecimientos desestabilizadores, condiciones de vida difíciles y traumas graves. A diferencia de los resistentes, que se recuperan de forma natural tras un periodo de disfuncionalidad, las personas resilientes no pasan por este periodo. Permanecen funcionales a pesar de la experiencia traumática y hasta salen fortalecidas del proceso.

ATENCIÓN: las emociones no son exclusivamente positivas o negativas. En la mayoría de los casos son una suma de ambas: lo bueno y lo malo están revueltos, como el huevo en una tortilla. ¡Separarlos es una misión imposible que ni el mismísimo James Bond podría superar!

Como dijimos, todas las emociones son necesarias: las positivas y las negativas. Te gusten o no, lo más quimérico es intentar evadirlas. ¡Las emociones son inevitables! Por eso no tiene sentido taparlas con comida.

La buena noticia es que sí es posible aprender a manejarlas. Y para ello, el inevitable primer paso es conocerlas. ¡El segundo paso es darles la mano y decirles: «Encantado de conocerte»!

Un mundo de emociones

Según distintos investigadores, existiría un diferente y variado número de emociones. Aquí nos referiremos a aquellas que se relacionan frecuentemente con el acto de comer y el hambre emocional.

Alegría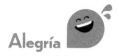

Es un sentimiento placentero que nos impulsa a la acción. Bailamos, comemos cosas que nos gustan, saltamos. La sonrisa es el sello de identidad de las emociones positivas.

La alegría se experimenta como radiante y energizante. Si estás alegre, los colores parecen más vivos, caminas con más ímpetu y tu rostro se ilumina.

Eso que no sabes qué es y te lleva a reir a carcajadas. Eso es la alegría.

Tristeza

Está asociada con una pérdida real o imaginada, concreta o abstracta, actual, pasada o temida. Es un duelo. Te detiene para ser capaz de procesar lo que terminó, lo que no tendrás, la etapa que superaste. Reduce tu energía para que no sigas adelante, para que puedas quedarte quieto y reflexionar acerca de lo que te pasa con el objetivo de superarlo.

La tristeza activa el proceso psicológico que nos permite superar pérdidas, distancias, desilusiones, rupturas o fracasos. Nos permite marcar un intervalo con las situaciones dolorosas para dedicarnos a sanar nuestras heridas. Además, el hecho de sentir tristeza nos enseña a empatizar con la de los otros, y así crear redes de apoyo.

Cuando estamos tristes nos replegamos sobre nosotros mismos, nos aislamos para procesar lo que sentimos y poder buscar pensamientos alternativos.

Al irrumpir en nuestras vidas, este sentimiento genera un malestar que intentamos eliminar a toda costa, pero conforma además un mensaje útil para nuestro equilibro psíquico.

Por lo tanto, la tristeza es una emoción útil, aunque dolorosa, porque es el punto de partida del proceso de aceptación de una realidad que nos daña. Es una emoción adaptativa que nos permite reorganizar nuestra vida y superar los eventos traumáticos, sentirlos como parte de un proceso natural.

Miedo

Se trata de una emoción disparada ante un peligro, real o imaginario, concreto o abstracto. La amenaza puede ser para nuestra vida, nuestra autoestima, nuestra seguridad (según nuestras creencias sobre lo que es seguro o no), nuestro auto-concepto. El miedo nos alerta, tiende a paralizarnos. Nos ayuda a sobrevivir, ya que nos propone actuar con precaución. Su principal función es la protección. Gracias a él sentimos que una situación es amenazante, y podemos defendernos.

Es una emoción pasiva, similar a la tristeza: no nos dirige a la acción. Reacciona en función de nuestros patrones mentales, de nuestras creencias y pensamientos. Aunque sea desagradable, en sí mismo es positivo, porque nos ayuda a alejarnos del peligro.

Los síntomas provocados por el miedo suelen ser taquicardia, sudoración, palpitación, boca seca, temblores… El cuerpo se pone a nuestro servicio cuando estamos expuestos al peligro. Provoca confusión o huida.

¿Qué pasaría si viviéramos sin miedo? Sin miedo viviríamos de forma tan temeraria que pondríamos en peligro nuestra vida y moriríamos a los pocos días… ¡por no tener miedo!

Ira o enfado

Aparece cuando las cosas no salen como queremos. Frente a algo que percibimos como injusto, abusivo. Es una emoción abrupta y poderosa que nos prepara para la lucha. En algunos casos puede generarse gradual y lentamente. Nos impulsa a actuar. Intentamos, motivados por la ira, resolver un problema, y entonces gritamos, golpeamos, protestamos, insultamos, atacamos, nos alejamos. El enfado se acompaña de intensos cambios en el cuerpo: taquicardia, elevación de la presión arterial, alteración hormonal y un aumento de la energía que necesitamos liberar. Por eso, conlleva el riesgo de perder el control.

Ansiedad

Irrumpe cuando se produce un cortocircuito entre la demanda de los otros, del mundo, y lo que nosotros creemos que podemos, que nos corresponde, que sería justo hacer. Un cierto nivel de ansiedad es necesario en algunos contextos o situaciones cotidianas. En algunos casos, incluso, puede ser una emoción muy útil. Por ejemplo, antes de un examen puede motivarte a estudiar mucho más. Pero cuando el examen te genera demasiada ansiedad, puede impedir un buen desempeño. Las presiones intensas, que perduran en el tiempo, o los problemas que se deben afrontar sin ayuda o sin ser conscientes de los recursos propios pueden generar importantes crisis de ansiedad y estrés. Es natural sentir ansiedad ante determinadas situaciones imprevistas o cualquier evento que consideremos un peligro o que nos resulte difícil de manejar. No nos olvidemos que, de igual manera que el miedo, su función es la supervivencia.

¡No desesperes! Siempre hay dos opciones: ¡puedes decidir que esta es tu batalla y enfrentar la tarea, la situación, o puedes soltar, decidir que no deseas hacerlo, que no te corresponde, que no es justo para ti en estas condiciones!

Aburrimiento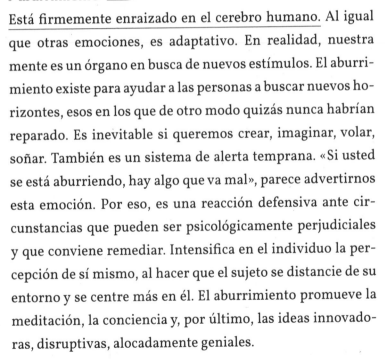

Está firmemente enraizado en el cerebro humano. Al igual que otras emociones, es adaptativo. En realidad, nuestra mente es un órgano en busca de nuevos estímulos. El aburrimiento existe para ayudar a las personas a buscar nuevos horizontes, esos en los que de otro modo quizás nunca habrían reparado. Es inevitable si queremos crear, imaginar, volar, soñar. También es un sistema de alerta temprana. «Si usted se está aburriendo, hay algo que va mal», parece advertirnos esta emoción. Por eso, es una reacción defensiva ante circunstancias que pueden ser psicológicamente perjudiciales y que conviene remediar. Intensifica en el individuo la percepción de sí mismo, al hacer que el sujeto se distancie de su entorno y se centre más en él. El aburrimiento promueve la meditación, la conciencia y, por último, las ideas innovadoras, disruptivas, alocadamente geniales.

De hecho, hay tantas emociones… más allá de que solo hayamos desarrollado aquellas que vemos en la clínica y que comúnmente se asocian con el hambre emocional. Es más, no solo existen docenas de emociones diferentes y combinadas, sino que hay metaemociones o emociones secundarias. Es decir, emociones disparadas por otras.

Si en una cultura casarse de blanco, con una gran fiesta, música, baile, comida abundante y un lindo paisaje es la norma social instalada,[11] alguien que acepte hacerlo solo por darle el gusto a su pareja no se sentirá conforme y feliz ese «gran día». Ese mínimo malestar puede generarle culpa. La «culpa» es una metaemoción, pues es secundaria a no percibir la felicidad que debiera sentir según la norma social de esa cultura, país, religión, ciudad o comunidad.

La tristeza puede ser una metaemoción de la soledad. Una persona que no tiene con quién compartir el devenir de su vida se siente sola. La soledad le genera tristeza. Hablamos de cadenas de emociones. Emociones que, en forma de cascada, desencadenan otra emoción.

Como vemos, el mundo de las emociones, siempre que nos atrevamos a experimentarlo, es enorme y complejo. Si estas páginas te resultan interesantes, probablemente seas de aquellos que se animan a abrir la caja de Pandora sin saber qué se encontrarán dentro. Tal vez seas de los que nunca se han animado. Como consecuencia de ese temor, puedes arrastrar una relación compleja con la comida o un exceso de peso.

---

[11] Las normas sociales se instalan *bottom-up* (surgen espontáneamente de la gente) o *top-down* (se originan en las leyes y las regulaciones o en el mercado y la publicidad, y a partir de ahí son adoptadas por las personas).

¡Buenas noticias! Las emociones son flexibles, es decir, que pueden cambiar según tu madurez emocional. De esa forma, tus experiencias te preparan para atravesar las emociones con más y mejores recursos. Además de flexibles, son modificables. Una vez que nos conocemos mejor, podemos tomar conciencia de que tal vez no sea posible cambiar una situación, pero siempre estamos a tiempo de modificar nuestra respuesta, nuestra actitud frente a lo que nos pasa.

· *Actividad* ·

✳ *¿Cuáles son las emociones que te invaden a menudo?*

....

....

✳ *¿Cómo te das cuenta de «eso» que estás sintiendo?*

....

....

✳ *¿Las emociones interfieren en tu vida?*

....

....

✳ *¿Qué haces para enfrentarlas: tolerarlas o analizarlas?*

....

....

Hacia el final del libro, vas a encontrar un diario de emociones para que puedas llevar un registro de los momentos en los que suceden.

La inteligencia emocional

Es importante saber que el conjunto de habilidades que sirven para expresar y manejar las emociones de la manera más adecuada es lo que podríamos llamar *inteligencia emocional*. ¡Y se aprende!

«El niño es el padre del hombre», decía la doctora María Montessori. Ella es la creadora del método de enseñanza que lleva su apellido y que jerarquiza la educación emocional sobre la racional. Esto se debe a que aprender a detectar y trabajar las emociones sirve para desarrollar algunas competencias como la conciencia y la autorregulación emocionales, la inteligencia interpersonal y el bienestar.

La inteligencia emocional es la capacidad de tomar conciencia, de percibir las propias emociones y de aprender también a regularlas, además de ser empático y conocer las de los demás. Conciencia y regulación emocional son competencias emocionales básicas para afrontar los retos de la vida.

El hambre emocional

Hace unos años realizamos con nuestro equipo un estudio para analizar el hambre emocional. Intentábamos descubrir qué emociones nos llevan a comer de más y si existen diferencias entre hombre y mujeres. En el siguiente gráfico puedes ver los resultados:

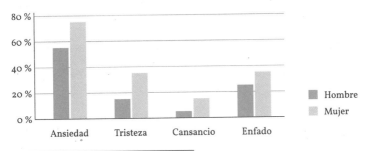

GÉNERO Y EMOCIONES*

| | Hombre |
| | Mujer |

* Expresado como porcentaje dentro del sexo

Básicamente, lo que nos confirmó el estudio es que muchas veces comemos por las emociones. ¡Sí, las emociones nos llevan a comer de más! Y la ganadora por unanimidad fue, en nuestro caso, la ansiedad. Estarás pensando: «¡Un premio por la noticia! ¡Ya lo sabía!». Pero, aunque suene poco plausible, no había muchas investigaciones sobre el tema. Y esto solo reafirma lo que al comienzo del capítulo te contábamos: nadie se ha preocupado por ellas en el momento de analizar por qué comemos.

Ser más conscientes de nuestras emociones e identificar con qué situaciones están relacionadas no solo nos puede ayudar a conocernos en profundidad, sino a ser más sabios, a tomar buenas decisiones y a tener una vida plena, además de permitirnos comer mejor y tener un cuerpo cómodo y sano.

Para eso es necesario ponerle nombre (una etiqueta) a lo que estás sintiendo en un momento dado, tal como te sugerimos que hicieras algunas páginas atrás. Eso te permitirá adoptar estrategias eficaces para regularlas.

Las personas con problemas de peso muchas veces poseen lo que llamamos hambre emocional: ingesta sin hambre fisiológica. Comen, como ya explicamos, para no sentir, no pensar, no decir. Dado que las emociones nos informan, al taparlas perdemos la única guía que la mente nos daba, y entonces, ¡estamos perdidos!

Hambre real: hambre fisiológica.
Hambre emocional: ingesta sin hambre fisiológica.
Hambre hedónica: ¡vi luz y entré!

Para poder gestionar una emoción es fundamental identificarla cuando está gestándose o en el momento en que asoma a la superficie. Ser conscientes de ella, aunque eso no sea agradable, aunque implique que mi trabajo no es el que me conviene, aunque incluya analizar si esta es la pareja con la que debo seguir compartiendo mi vida, aunque implique tomar una distancia considerable con padres o amigos. ¡Aunque ponga patas arriba mi vida entera!

Entonces, ¿para qué nos sirve aprender a percibir nuestras emociones? En principio, para vivir. Estar vivo es sinónimo de emocionarte, sean sentimientos positivos o negativos o una mezcla de ellos. Una emoción implica siempre que estoy conectado, que no estoy dormido, que no estoy anestesiado, que no soy un «muerto vivo», que no estoy fuera de la realidad.

¿Cómo percibir una emoción?

Usaremos como ejemplo el enfado/la ira. De todas formas, puedes cambiarla por la que prefieras o la que te asalte más a menudo.

✳ Piensa en cinco cosas que otros dicen o hacen que te enfaden (recuerda: puedes cambiarla por la emoción que quieras).

....

....

✳ Enumera tres reacciones físicas que percibes relacionadas con esa emoción.

1 ....

2 ....

3 ....

✳ Trata de describir la expresión de tu cara, tu actitud corporal, tu tono de voz.

....

....

Otra forma de aprender a percibir una emoción es respondiendo a estas consignas:

✳ Nombra una emoción que hayas sentido hoy.

....

....

✳ ¿Cuándo fue la última vez que la sentiste?

....

....

✳ ¿Con qué se relacionó (suceso traumático, decisión importante, cambio de hábitos, etcétera)?

....

....

Las emociones también son fundamentales para conocerte más y mejor. Para aprender a adaptarte a la vida, al entorno y a los demás de una buena manera. Pero, además, y en realidad esta última razón es el motivo de este capítulo, regalarte la libertad de percibir emociones sin asustarte puede ayudarte a que no comas para no sentir, no decir, no pensar. Porque ya que las emociones nos informan, y no hay buen viento para el que no sabe adónde va, si las tapamos, si las obturamos, entonces estaremos irremediablemente perdidos.

Si comes en lugar de percibir la emoción que sientes, terminarás viviendo la ilusión de que todo está perfecto. Que nada está mal. Que no tienes que cambiar nada. Que no necesitas hacer ningún arreglo a tu casa, ningún viraje en tu trabajo, ningún replanteamiento sobre tu pareja. El afán de negar la realidad es el mayor agente paralizante que la humanidad haya creado jamás. ¡Nos convierte en estatuas!

¿Por qué no usar comida para afrontar emociones? Es la pregunta del millón. Cada paciente que se acerca a la consulta viene en busca de la misma respuesta. La explicación es simple y consta de varias razones.

1 Se consumen calorías extras sin solucionar nada.

2 Se deja una «huella» en tu mente. Cada vez que te calmas con comida, estás memorizando eso que te calmó, y la próxima vez que percibas esa misma emoción, volverás automáticamente a buscar comida. Siempre aparecerá la comida como una mágica solución, como el hada madrina que trans-

forma una emoción negativa en el paraíso anhelado. No buscarás fuentes alternativas de placer: amigos, pareja, música, distracciones, paseos, lectura, cine. Quedarás atrapado en la telaraña de la comida. Serás un prisionero íntimo y cegado del alimento.

3 Lo peor de todo: ¡pierdes de vista tu guía (es decir, tu emoción)! Porque como dijo alguna vez François de la Rochefoucauld: «Nunca somos tan felices ni tan infelices como pensamos». Percibir nuestras emociones es la mejor forma de, al mismo tiempo, relativizarlas.

No Dieta: un *stop* a la ingesta emocional

En 2016 comenzamos un importante estudio con la finalidad de cuantificar los resultados y la eficacia del método No Dieta. ¡Era una cuenta pendiente que nos quitaba el sueño! Nos debíamos la información concreta y científica que validara nuestro trabajo de años, basado en la clínica, la intuición y la observación.

Con un orgullo inmenso y después de mucho trabajo, finalmente presentamos esta investigación en el 21.º Congreso Internacional de Nutrición-IUNS (International Union of Nutritional Science).[12] En resumidas cuentas, lo que pudimos mostrar —como verás en el gráfico que aparece a con-

---

[12] Se realizó en octubre de 2017 en la Ciudad Autónoma de Buenos Aires.

tinuación— fue una importante disminución de ingesta en pacientes que asistieron solo seis veces a la consulta.

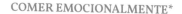

COMER EMOCIONALMENTE*

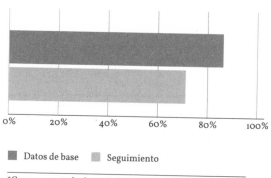

*Comer en estado de ansiedad, tristeza, fatiga o enfermedad

¿Después de «digerir» este capítulo podrás intentar analizar tus emociones sin sucumbir a la tentación de comer sin hambre?

Cuando te encuentres buscando comida en la despensa, en el frigorífico o en el cajón de tu escritorio, cuando pienses hacer una parada en la tienda, no te olvides de preguntarte:

✳ ¿Es hambre o emoción lo que siento?

....

....

Luego:

✳ Trata de etiquetar la emoción: ponle nombre y apellido.

....

....

✳ Intenta deconstruir tu día: ¿qué has hecho?, ¿con quién has estado?, ¿quién te ha llamado?, ¿qué ambiente había en la oficina?, ¿has recibido alguna noticia importante?, ¿te has peleado con alguien?, ¿te espera una reunión clave?, ¿tienes cita con el médico en los próximos días?

....

....

✳ Acepta la emoción que percibes. No le tengas miedo. En realidad, lo que sientes se debe a que estás vivo (no estás en estado de coma) y, por lo tanto, es normal percibir emociones positivas o negativas. Escribe lo que sientes y cómo lo sientes.

....

....

✳ Lo más importante: trata de afrontar la emoción. Atraviésala sin comer.

SUMAR PASOS

Supongamos que eres una persona sedentaria a la que nunca le han gustado los deportes o torpe para manejar una pelota, correr rápido, saltar. No has encontrado ninguna actividad física que te enamore y te da una especie de alergia cuando pasas por la puerta de un gimnasio. Es como si tú y cualquier movimiento corporal estuvieran divorciados. Pero, de repente, pasa algo en tu vida. Imaginemos esta situación. . . Después de un hecho traumático tienes ataques de pánico. Y ese malestar invade tu cuerpo: el corazón te late a mil por hora, te tiemblan los brazos y las piernas y sientes que te vas a desmayar en cualquier momento. Los ataques son tan fuertes que un día terminas en el hospital. El médico que te atiende te recomienda que acudas a un psicólogo. Te armas de valor y pides cita.

Vas a la primera sesión y el psicólogo te advierte que no será fácil superar el pánico y que seguramente pasarás por un periodo de mucho malestar antes de sentirte bien de nuevo. Y a ti, que buscabas una varita mágica que te resolviera el problema, te molesta un poco porque quieres sentirte bien ya. No tienes ganas de esperar. Pero lo piensas, aceptas el desafío y vuelves.

El tratamiento se basa en enfrentarse al miedo. ¿Cómo? Sí, enfrentarse al miedo: llamarlo, sentirlo, vivirlo, entenderlo y superarlo. Cuando el pánico se asoma, en lugar de buscar distraerte con otra cosa, tu objetivo será mirarlo a la cara y sacarle la lengua. Los primeros días, llevas caramelos encima y cuando sientes que el pájaro asoma la cabeza, te metes uno en la boca. Y ahí sí, magia: al instante te sientes mejor. Pero sabes que estás adoptando una conducta evasiva. Te escondes detrás de una golosina. Tapas una emoción: el miedo. Como cuando comes sin tener hambre real.

En el tercer encuentro, el psicólogo te dice dos cosas:

1 Tienes que dejar de comer caramelos.

2 Tienes que subir escaleras y correr (porque cuando uno tiene miedo a desmayarse, la reacción inicial es acostarse y levantar las piernas).

La primera consigna es sencilla y comprensible. La segunda te descoloca. ¿Acaso estás en un gimnasio? ¿Es el psicólogo en realidad un *personal trainer* camuflado? Lo miras con cara de «me estás cargando» y él, muy tranquilo, te dice que sí, que vas a tener que correr y subir escaleras.

Como si en ese consultorio hubiera habido una catapulta, sales de ahí y das tres vueltas a la manzana. Después subes cinco pisos por las escaleras. Así aprendes que cuando el miedo se alista para su entrada triunfal, tú corres. ¿Y sabes qué? Minutos después, esa sensación de que te vas a desmayar se va. Entiendes que es ansiedad anticipatoria, miedo —una emoción— y no un comportamiento físico real. ¿Te suena?

Esta historia puede ser la tuya. O la de algún amigo o amiga. O la de un conocido. Y sirve como ejemplo para mostrar lo que pasa cuando una emoción te tira del brazo. Sabemos que lo que más deseas es escapar, salir corriendo o empacharte con comida hasta no sentir nada más. Pero se puede aprender a convivir con las emociones que sentimos, aun cuando sean terroríficas, amenazantes, oscuras y se instalen sobre nosotros con la fuerza del ojo de un huracán, con la crueldad de la peor pesadilla.

Además, y mal que nos pese a muchos, el movimiento es un gran aliado para vivir saludablemente y feliz. Se trata, entonces, de abandonar las excusas (nuestros monólogos cómplices), dejar los prejuicios de lado y animarnos a aceptar que tal vez no somos tal como pensamos. Quizás, después de todo, sí podemos enamorarnos de las mallas y las zapatillas con cámara de aire. Porque, aunque nos cueste aceptarlo, a veces lo mejor es seguir el camino menos pensado.

Inmóviles

La inactividad física, es decir, la mala costumbre de no moverte nada de nada, se enmarca dentro de los denominados factores de riesgo modificables. Al igual que el tabaquismo y la mala alimentación, el sedentarismo se considera un determinante central de las enfermedades crónicas no transmisibles, como el sobrepeso, la obesidad o la diabetes tipo 2.

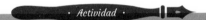

· Actividad ·

Juguemos a una versión lingüística de ¿Dónde está Wally?[13] En este caso te proponemos que, en lugar de buscar a un hombrecito con gafas, pantalón azul y camiseta de rayas, concentres tu atención lo suficiente como para encontrar en el párrafo anterior una palabra que pueda funcionar como sinónimo de «esperanza».

¡Empieza a correr el reloj!
✳ *¿Cuál es?*

....

✳ *¿Lo has adivinado? ¡Muy bien! La palabra es «modificable». Que algo pueda (o se pueda) cambiar es una verdadera fuente de esperanza. Y tal como has leído, la inactividad física puede convertirse en actividad física, acción. Lo único que necesitas es borrar una «i» y una «n», ¡y dar un primer paso!*

---

[13] *¿Dónde está Wally?* es una serie de libros creada por el dibujante británico Martin Handford en 1987.

Pero… a pesar de las evidencias a favor de un estilo de vida activo, el sedentarismo crece.

El sedentarismo tiene un papel preponderante en la génesis de la epidemia de obesidad y está asociado al mundo en que vivimos. Uno en el que predomina la automatización de las tareas cotidianas, el uso de vehículos, la duración de la jornada laboral y escolar, el uso habitual de pantallas (ordenador, videojuegos, tablet, móvil y televisión), la comodidad de la comida a domicilio, la generalización de la compra *online* y la cada vez más desarrollada ciudadanía y humanidad virtual (trámites a distancia, estudio a distancia, amistad a distancia, amor a distancia). ¡Y hasta sexo a distancia!

Se sabe que un nivel de actividad física deficitario implica un aumento del riesgo cardiovascular incluso en sujetos delgados; en cambio, un adecuado estado físico constituye un seguro de salud. Y por supuesto, como venimos explicando, la actividad física contribuye al descenso de peso. Por eso es uno de los tres ejes del método No Dieta.

Si sumamos pasos, restamos kilos y multiplicamos nuestro tiempo de vida.

A moverse, que se acaba la salud

Según Marc Lalonde, exministro de Salud canadiense, el estilo de vida es el «conjunto de decisiones que toma un individuo con respecto a su salud y sobre las cuales ejerce cierto grado de control».[14] Cada persona crea su propia vida y, a la vez, la de los que la rodean. Cada decisión que tomamos nos acerca o nos aleja de los aspectos de la salud sobre los que podemos influir. El movimiento es uno de ellos.

Vivimos en un mundo que nos invita a ser sedentarios en detrimento de movernos. Una cultura en la que las barreras al movimiento son más poderosas que los incentivos para ponernos en marcha.

Más allá del furor del *running* y de otros deportes de alta exigencia, para muchas personas moverse no es un objetivo *per se*, sino un medio para viajar, pasear, trabajar, llegar de un lugar a otro.

El mundo del entretenimiento ofrece cada vez más atracciones que compiten con el tiempo de ocio potencialmente activo con el que contamos. Apostar por uno u otro depende de nosotros e influye en nuestra salud.

Para colmo, castigamos la actividad física: los gimnasios son caros, la ropa deportiva también, cobramos la inscripción a maratones, muchos clubes son elitistas y las escuelas dedican poco tiempo curricular a que los chicos se muevan. La inseguridad en las calles complica el panorama: los más pequeños no pueden jugar libremente en la calle o caminar hasta el colegio sin sentirse en peligro.

---

[14] «Una nueva perspectiva sobre la salud de los canadienses» fue el informe que presentó el entonces ministro de Salud y Bienestar de Canadá en 1974. Allí señaló, por primera vez en la historia, que para mejorar la salud de la población era necesario mirar más allá de la ausencia de enfermedad. Gracias a él se empezó a hablar del bienestar físico, mental y social.

A veces es un problema con la propia imagen corporal, que nos tira abajo la idea de ir a la piscina o al gimnasio por miedo a la mirada del otro: esa sentencia tan pesada. La violencia verbal y emocional (*bullying*) rige nuestra convivencia, y en el caso del cuerpo, la palabra de reprobación y el estigma están del todo instalados como norma que nadie discute, lamentablemente.

Otras veces trabajamos tantas horas que no nos queda un hueco para movernos, pues lo que sobra de tiempo lo dedicamos a descansar o estar con las personas que queremos. También está la desgana: ¡qué pereza! Y las trabas económicas, que deberían ser saneadas por el Estado.

En definitiva, para movernos necesitamos motivación, sí, pero, además, eliminar las barreras que nos dificultan el acceso a una vida menos sedentaria.

El gasto energético

El gasto energético asociado con la actividad física es una parte importante de la ecuación de balance energético que determina el peso corporal. Cuanto más nos movemos, más energía gastamos. ¡Así de simple!

Pero vayamos al principio de los principios...

Tenemos energía gracias a que comemos. Una parte de la energía que nos llega la utilizamos para desarrollar las funciones básicas del organismo. El resto la eliminamos moviéndonos. La disminución del gasto calórico asociado al síndrome de inactividad física es probablemente uno de los factores que más contribuyen a la epidemia mundial de sobrepeso y obesidad. En otras palabras, si no nos movemos, la energía que obtenemos de la comida se deposita en nuestro cuerpo en forma de grasa. Y engordamos.

Cada vez que subes tres o bajas siete escalones tu cuerpo te lo agradece: pierdes una caloría.

Moverte o moverte, ese es el quid de la cuestión

Norma es maestra y tiene sesenta y cinco años. Sufre obesidad desde pequeña y, aunque ganó muchas y duras batallas en la vida, la de moverse todavía la tiene agazapada en el bando de los vencidos. Como trabaja todo el día y, además, se ocupa de las tareas del hogar, el tiempo que le queda libre es tan escaso como el agua en la sequía. Esa es la excusa más convincente de su repertorio.

—No he podido hacer gimnasia esta semana —dice en la consulta—. Tuve que corregir trabajos prácticos de mis alumnos y se me rompió la lavadora, así que todo a mano. ¡Imagina el caos!

—Te entiendo, Norma. Es mucho. Pero en toda la semana, ¿no has tenido siquiera diez minutos para moverte? ¿Cómo has ido y vuelto del colegio?

—En autobús. Son más de quince manzanas. Si camino, tardo mucho —responde, muy seria.

—Bueno, te propongo algo: a partir de mañana bájate una parada antes de llegar y camina hasta tu casa.

Como Norma, existen muchas personas con vidas complicadas, agendas cargadas y problemas varios. El que no se sienta identificado que tire la primera piedra. Por eso, en No Dieta lo que importa es cambiar. Si nunca te has movido, empieza a hacerlo. Si ya te movías, pero no lo suficiente, hazlo un poco más. Lo que cuenta es tu movimiento, no cómo te mueves ni qué haces para moverte.

Lo ideal es que cada día de tu vida alcances los diez mil pasos, pero por algo se empieza, así que hagas la cantidad de pasos que hagas, si te mueves, estás en el camino indicado.

Es muy irritante que otros médicos, profesores de gimnasia o profesionales del deporte aún consideren, en la era de la obesidad, que existe un tipo perfecto o ideal de actividad física. Eso es verdad cuando hablamos de deportistas, bailarines, atletas de alto rendimiento. Al prescribir ejercicio como única opción de movimiento, frustran y desincentivan a la gente. Para ellos, caminar no posee ningún valor. Piensan que cuando se trata de perder peso solo vale el trabajo aeróbico o de carga (hay controversias sobre este punto en el mundo de la ciencia). Eso no es cierto. Cada paso que das es combustible que gastas y, por lo tanto, no guardas.

En un mundo sedentario lo esencial es que des el primer paso. ¡Que comiences a hacer algo hoy mismo!

¿Qué tal si mientras lees este capítulo mueves las piernas o caminas o si al terminarlo sales a dar un paseo o subes y bajas las escaleras de tu casa?

Cuando les proponemos a las personas que caminen y usen un cuentapasos para medir el movimiento, suelen resistirse y decir que es «imposible» llegar a diez mil pasos por día. Están equivocados, porque todo movimiento cuenta. De hecho, ¡sumas más pasos con las tareas cotidianas que con el ejercicio programado!

Cuando haces ejercicio programado sumas menos pasos que los días en los que te mueves realizando tus tareas cotidianas.

El desafío que te proponemos es
¡todos activos, todos los días!

Sumas pasos si...
- **Te mueves mientras hablas por teléfono.**
- **Subes las escaleras en lugar de coger el ascensor.**
- **Ordenas tu casa.**
- **Juegas con tus hijos, nietos o sobrinos.**
- **Practicas un deporte.**
- **Vas de compras al supermercado.**
- **Cocinas.**
- **Bailas frente al espejo.**
- **Te levantas del sillón para encender la tele.**
- **En lugar de encargar comida, sales a comprarla.**
- **Acunas a tu hijo.**
- **Visitas a tu compañero de oficina en la mesa de al lado.**

Ahora que sabes que todo movimiento vale, ¿qué excusa para no moverte piensas sacarte de la manga? Como verás, incluso si tienes dolor de columna o de rodilla, solo por poner ejemplos, tienes opciones para sumar pasos. ¡No ha lugar a los pretextos!

Dado que el peso es resultado de nuestro modo de vida, la mejor actividad física es aquella que puedes adoptar como estilo de vida. Esa que se adapte a tus tiempos y tus posibilidades. Y que, sobre todas las cosas, te guste, porque formará parte de tu rutina diaria.

Es frecuente que las personas con sobrepeso y los obesos funcionen con la lógica dicotómica de «todo/nada» y pasen de no hacer ningún tipo de actividad física a hacerla todos los días y de forma desmedida. Muchas veces esta conducta surge de la creencia errónea de que hay que hacer «sacrificios» para bajar de peso. Es cierto que deberás hacer cambios para poder estar en un peso saludable, pero estos nunca implican realizar actividades que de tan sacrificadas pasen a ser imposibles de sostener.

No importa de qué manera mueves tu cuerpo. Lo fundamental es que lo hagas. Y que lo transformes en un hábito.

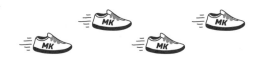

Cómo gastamos energía

Los conocimientos actuales aportados por la fisiología del ejercicio permiten establecer una diferenciación entre dos tipos de movimiento o actividad física:

1 NEAT (gasto calórico no planificado)
2 Ejercicio

NEAT es cualquier movimiento corporal producido por los músculos esqueléticos que exija gasto de energía. Se refiere a una amplia variedad de comportamientos que incluyen actividades cotidianas como caminar, bailar, utilizar escaleras, realizar tareas domésticas o de jardinería, además de ejercicios planificados. Es un concepto más amplio que el deporte o la actividad física.

Ejercicio es una variedad de actividad física planificada, estructurada, repetitiva y realizada con un objetivo relacionado con la mejora o el mantenimiento de uno o más componentes de la aptitud física, la salud y el bienestar.

En el siguiente gráfico puedes ver los diferentes componentes del gasto calórico diario. El gasto metabólico basal es el consumo de energía para cumplir funciones básicas vitales (aun estando en la cama), como respirar, pensar, recordar. La frecuencia cardiaca y el tono muscular para mantener la cabeza erguida también pertenecen a este tipo de gasto. Es el componente más importante y aquel sobre el que es más

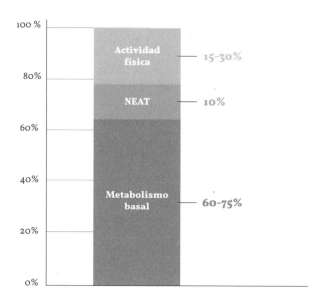

difícil actuar para aumentarlo. Se puede estimar con un método llamado calorimetría indirecta.

Luego está la termogénesis inducida por la dieta. Somos lo que comemos, pero no podemos tener milanesa o plátano circulando por la sangre o llegando al cerebro. Necesitamos transformar el alimento en nutrientes. Este componente es el consumo que hace el cuerpo para degradar lo que comemos y convertirlo en macronutrientes (proteínas, hidratos, grasas) y micronutrientes (vitaminas y minerales), para que, a través de la sangre, lleguen adonde sean necesarios. Este proceso implica un gasto que ronda el 10% de las calorías ingeridas por día.

Un poco de humor nunca viene mal...

Por último, tenemos el tema que nos ocupa en este capítulo y que está en tus manos: el movimiento o actividad física, que, como dijimos, incluye el NEAT y el ejercicio.

El NEAT (también llamado actividad gestual no planificada) puede aumentarse si así lo deseas. Así que, aunque tengas un metabolismo lento (ahora sabes que se trata de bajo gasto metabólico en reposo), si te mueves todos los días serás capaz de mantener un cuerpo cómodo y sano.

Veamos en qué consisten los dos componentes de la actividad física:

1 NEAT es la actividad física espontánea (lo gestual, lo que hacemos naturalmente). Sobre todo para las personas obesas, incorporar un mínimo de movimiento ya es un cambio importante. Si es tu caso, subir las escaleras, caminar hasta el trabajo y sacar a pasear a tu mascota son algunas de las actividades no regladas que puedes realizar para empezar a moverte poco a poco.

El NEAT se puede controlar sencillamente con la ayuda de un cuentapasos: el objetivo es llegar a diez mil por día. La propuesta de No Dieta es que sumes pasos a tu vida. En los niños y adolescentes, los pasos recomendados son doce mil.

2 El programa estructurado de ejercicioterapia incluye las caminatas progresivas, la danza, el deporte, el gimnasio, entre otras actividades aeróbicas, y está recomendado para personas que ya están acostumbradas a realizar ejercicio físico. La idea es sumar al menos ciento cincuenta minutos

semanales de actividad aeróbica de intensidad moderada, repartidos en tres días por semana con no más de dos días consecutivos de descanso.

Como ya dijimos, lo ideal es alcanzar cada día un promedio de diez mil pasos. Cuando no existen contraindicaciones médicas, a esta actividad física se le pueden sumar ejercicios de resistencia (carga: pesas o bandas) al menos dos días por semana. El mejor ejercicio es el mixto (aeróbico/carga).
De todas formas, como decimos siempre en No Dieta: el éxito se mide por la distancia entre la expectativa y el resultado. Que tu expectativa sea alcanzable es el primer paso para triunfar.

Solo el hecho de usar un cuentapasos[15] puede incrementar en dos mil quinientos pasos por día tu movimiento.

El rol del socio

La teoría de la creación literaria alberga un concepto por demás interesante: las funciones narrativas. En su libro *Morfología del cuento*, el estructuralista ruso Vladimir Propp describió treinta y una funciones que se relacionan entre sí y que

---

[15] El cuentapasos o podómetro es un pequeño aparato que mide la cantidad de pasos que da una persona. Algunos móviles cuentan con la función de cuentapasos, pero lo más recomendable es utilizar aquellos que se pueden llevar en la muñeca las veinticuatro horas, porque son más exactos.

configuran la intriga narrativa en los cuentos. Las funciones remiten a acciones del héroe (protagonista), el antagonista (enemigo), la víctima, el miembro de la familia y el donante (hada madrina, mago, genio). Las acciones son, entre otras, alejamiento (el héroe se aleja), prohibición (recae una prohibición sobre el héroe), transgresión (la prohibición es transgredida), engaño (el antagonista engaña al héroe para apoderarse de él o de algo que le pertenece) y regalo (el héroe recibe un objeto mágico). Según Propp, el denominador común de los cuentos de hadas tradicionales es este sistema de funciones que se repiten una y otra vez en cada historia que leemos. Si trasladáramos la morfología del cuento a la vida de alguien a dieta, encontraríamos la mayoría de las funciones. ¡Es que quien hace dieta describe sus peripecias en clave heroica, de tal manera que nos servirían para componer un bonito repertorio de historias! Esta sería la morfología del cuento de alguien a dieta:

✳ Engaño *(alguien le vende a quien está a dieta la idea de que los tratamientos mágicos son eficaces).*

✳ Prohibición *(le prohíben comer determinado alimento).*

✳ Transgresión *(come lo que no debe).*

✳ Alejamiento *(abandona la dieta, se rinde).*

Y continúa...

Estarás pensando que nos olvidamos de la acción «regalo», pero no. Esta función, a diferencia de las demás, posee múltiples interpretaciones: la persona que está a dieta recibe una nueva oportunidad, accede a un nuevo tratamiento o recibe una fuente de motivación.

· Actividad ·

Te invitamos a crear tu propia historia a partir de las funciones de Propp. ¿Te animas a compartirla en nuestras redes sociales? Tu experiencia puede ser el «empujoncito» («nudge») que otros andan necesitando.

¿Qué importancia tiene la motivación cuando tratamos de perder peso? Nos arriesgamos a decir que es central. Sin motivación, no empezamos. Pero ¿dónde encontrarla? Bueno, las fuentes de motivación no son genéricas: son exclusivas para cada persona. Cada uno puede encontrar «eso» o esa persona que lo motiva.

¿Dónde buscar cuando estás buscando motivación?

✳ **En un evento muy esperado:** boda, nacimiento, celebración, graduación, viaje, cita amorosa, reencuentro, mudanza, alta médica.

✳ **En una persona que te inspire y te haga sentirte bien:** amigo, socio, pareja, familiar, compañero de trabajo, líder religioso.

✳ **En una narración:** cuento, novela, serie, frase, canción, *stand-up*, discurso.

* **En un paisaje o entorno:** campo, montaña, playa, escuela, universidad, grupo de autoayuda.
* **En un sistema de creencia:** religión, ideología, espiritualidad, filosofía.
* **En una actividad o *hobby* que te gratifique:** escribir, pintar, tocar un instrumento, tejer, montar en bici.

Como venimos diciendo, cuando hablamos de sumar pasos, así como de cambiar hábitos, la motivación es fundamental. Es una condición *sine qua non*. Si no estás motivado, no sales de tu casa, de tu cuarto, de la cama. ¡En este caso, las almohadas suaves y mullidas son malas consejeras!

La motivación puede ser intrínseca (cuando está en ti, surge de tu interior, es propia) o extrínseca (cuando viene de fuera, de otro). A falta de la primera, la segunda es imprescindible. Por eso, en No Dieta te proponemos que busques un socio o un aliado para moverte. Puede ser alguien que esté en tu misma situación o alguna persona cercana (o no) que tenga ganas de acompañarte en el proceso de cambio. Que pase a buscarte por tu casa para salir a caminar. Que se inscriba contigo en una clase de baile. Que organice un partido de fútbol una vez por semana. O que simplemente te llame por teléfono y te recuerde: «Basta de caramelos, es hora de enfrentarte al monstruo». Que si estás tratando de perder peso, sería algo así: «¡Basta de excusas, es hora de moverte!».

LAS ETAPAS
DE CAMBIO

Las cosas no cambian, cambiamos nosotros.

HENRY DAVID THOREAU

Está demostrado que en el proceso de cambio que implica adoptar un nuevo estilo de vida con el fin de perder peso las personas atraviesan una serie de etapas. Cada una tiene características que la hacen única y discursos típicos que la identifican.

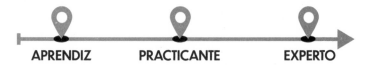

¿Quieres saber en qué etapa estás? ¡Acompáñanos en este recorrido!

Aprendiz

Si estás en esta etapa, seguramente creas que estás bien, que no necesitas ayuda (a ti te mandaron leer este libro, no lo estás leyendo *motu proprio*) o quizás ya has intentado tantas veces perder peso, y en todas las ocasiones fracasaste, que finalmente has decidido bajar los brazos. Al permanecer inmóvil en esta fase, el riesgo será que tu problema se agrave cada vez más. Si te sientes identificado con alguna de estas frases es porque estás en la etapa contemplativa, es decir, que todavía no te has decidido a cambiar:

✳ Bajar de peso implica demasiado tiempo y esfuerzo para mí en este momento.

✳ Mi peso no es un problema importante para mí.

✳ No me interesa bajar de peso en este momento.

✳ He hecho tantas dietas y siempre recuperé todo el peso perdido que ya no creo más en ellas.

✳ ¿Yo, gordo? No, este ha sido siempre mi peso.

Practicante

Esta es la etapa caracterizada por la ambivalencia. La palabra más utilizada durante esta fase es «pero», que representa la duda eterna. Por eso, en este momento el objetivo principal es resolver la indecisión y vencer la resistencia al cambio. Puedes lograrlo proponiéndote objetivos pequeños, posibles y tangibles.

Un día, un cambio.

También es esencial que seas tú quien decida cambiar. Debes hallar tus propios motivos y decidir cuál es el mejor camino para seguir de acuerdo con tus necesidades, deseos y posibilidades.

Si eres practicante, seguramente te veas reflejado en estas frases:

✳ Sé que tengo un problema, pero no tengo ganas de hacer dieta.

✳ Quisiera empezar un tratamiento, pero no estoy totalmente decidido.

✳ Sé que debo bajar de peso, pero este no es el momento. Estoy con demasiados problemas como para ocuparme de uno más.

✳ Es cierto que tengo unos kilos de más. Cuando me mude/cambie de trabajo/termine este proyecto/mi hijo deje el pañal, me pongo a dieta.

Experto

En esta etapa te estás transformando. Has logrado mantener tus cambios en la actividad física, la alimentación y el manejo de las emociones durante más de seis meses. ¡Te sientes motivado! No eres perfecto y lo sabes. Pero también sabes que si fallas (comes de más, un día no te mueves, comes por emociones), puedes volver rápidamente. Ese es el secreto de los que lo consiguen. El peligro de los que lo consiguen es que creen que se las saben todas. Y en una de esas pueden retroceder diez casillas en una sola partida. Lo importante es que recuerdes todo lo que has trabajado para llegar a este momento. Que no tires por la borda el esfuerzo que te llevó a convertirte en un experto. Y que si en algún momento flaqueas, vuelvas rápido. Cuando eres experto, te dices este tipo de frases:

¡Y tú puedes ser uno de ellos!

* Estoy haciendo cambios en mi alimentación.
* Estoy realizando más actividad física.
* Aunque trato de seguir el tratamiento, hay días en los que siento que no puedo.
* Estoy entusiasmado con el tratamiento, pero me cuesta seguir todas las indicaciones y cumplirlas.
* Tengo miedo de volver a engordar, pero con ayuda profesional voy a lograr mantenerme en un peso saludable.
* Sigo con ganas, aunque algunas situaciones me hacen perder el control.

Puede que te hayas saltado alguna etapa. No todas las personas recorren el mismo camino cuando se proponen perder peso. Lo importante es que sepas que alcanzar el cuerpo que quieres lleva tiempo e implica un proceso que te llevará de paseo por distintas fases. ¡Disfruta el camino!

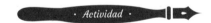

· *Actividad* ·

¿Con qué etapa te sientes más identificado en este momento?

¡Desafía a los monólogos cómplices que te invitan a mantener el *statu quo* y te impiden cambiar!

MANDAMIENTOS NO DIETA

1. No Dieta propone perder peso sin renunciar al placer de comer. Porque la comida funciona, pero las dietas, no. Si funcionaran, no habría tantas.

2. No Dieta propone una nueva mirada al tratamiento del sobrepeso y la obesidad.

3. No Dieta es una filosofía, un nuevo modo de pensar en el acto de comer. Es contracultura.

4. No Dieta propone comer de todo en porciones pequeñas, controladas y, sobre todo, placenteras. Porque legalizar el acto de comer mejora nuestra relación con los alimentos y comer algo rico todos los días disminuye nuestro deseo y aumenta nuestro control sobre la comida.

5. Cuando prohibimos alimentos, generamos mayor deseo de ellos.

6. Nacemos con derecho a comer y a sentir placer al hacerlo. Pero vivimos en una cultura en la que hemos convertido el acto de comer en ilícito y la comida, en pecado capital.

7. Para adquirir y sostener un cuerpo cómodo y saludable es necesario cambiar tu estilo de vida.

8. Se trata de modificar tres aspectos: tu actividad física, tu relación con la comida y el manejo de las emociones y el estrés.

9. No Dieta propone tomar conciencia de tu nivel de actividad física, tu hambre (real o emocional) y la comida.

10. No Dieta: más cambias, más bajas.

LOS FUNDAMENTOS DE
NO DIETA

CUANDO NO ES POSIBLE EL DIÁLOGO:
EL FANATISMO

*El fanático es un gran altruista. A menudo, está
más interesado en los demás que en sí mismo. Quiere
salvar tu alma, redimirte. Liberarte del pecado, del
error, de fumar. Liberarte de tu fe o de tu carencia de
fe. Quiere mejorar tus hábitos alimentarios, lograr
que dejes de beber o de votar.*

AMOS OZ

Cuando algo te gusta mucho, mucho (demasiado, tal vez), probablemente te veas tentado de comentarlo con otros. En tu horizonte se asoma la necesidad de gritarle al mundo: «Miren, toquen, lean, huelan, escuchen, viajen». Pasa con los libros, el cine, las series, la música, la comida y los lugares de ensueño. Si probamos algo que luego disfrutamos, nos vemos impulsados a desparramar por ahí nuestra nueva pasión, porque lo que disfrutamos queremos compartirlo. Como Hansel y Gretel, en la clásica historia de los hermanos Grimm, vamos dejando miguitas de pan para que, en este caso, otros puedan recorrer el camino que nos llevó al disfrute. Porque el placer, cuando es compartido, se agiganta, ¿no? A diferencia de la pasión, el fanatismo no admite disidencia. En la mente de un fanático no conviven el agua y el aceite. No hay zonas grises: todo es blanco o negro. El fanático no revisa. No es partidario del diálogo ni de la negociación. No está abierto a lo inesperado ni a lo desconocido o disruptivo: la incertidumbre no le sienta bien. Sigue las reglas a rajatabla, aun cuando sean irracionales. No le importa renunciar a la libertad ni al placer si el fin último es adherirse a la ideología que rige ese pequeño e infranqueable refugio que le da una sensación de certeza.

Claro que no hablamos del «pseudofanatismo», ese fanatismo «benigno» que cualquiera de nosotros podemos sentir por un alimento que nos encanta, una cafetería, una peluquería, una banda musical que no podemos dejar de escuchar, un diario, un autor cuyos libros nos sabemos de memoria o una ciudad que nos gusta tanto visitar que no podemos evitar tenerla en cuenta como escala en nuestros viajes.

«Los humanos somos animales de costumbres», dijo

Te invitamos a combatir el «pseudofanático» que llevas dentro practicando todas o algunas de estas ideas:

✳ *Cada vez que decidas realizar un cambio significativo en tu vida, háblalo con alguien más, haz una lista de pros y contras, intenta «destruir» tu proyecto, a ver si resiste a las críticas.*

✳ *Cuando sientas que estás encerrado en una idea que no puedes sacar de tu cabeza, busca otras opiniones. Pueden ser desde libros hasta películas o movimientos culturales o sociales que te aporten otra mirada.*

✳ *Si notas que estás siendo poco flexible, ponte en los zapatos de un «otro» durante un rato. Ese «otro» debería representar una posición contraria a la tuya.*

Anímate a considerar, aunque sea por un minuto, que lo que piensas quizás no sea cierto. Que es posible reformularlo o pensarlo de la manera opuesta.

alguna vez el escritor inglés Charles Dickens. Nos sentimos cómodos repitiendo hábitos, comidas, rutinas, caminos. Quizás sea por eso que nos encariñamos tanto con ciertas cosas, con determinadas personas. Pero, de nuevo, no es este tipo de apego del que hablamos cuando hablamos de fanatismo.

La profunda raíz del fanatismo

«Creo que la esencia del fanatismo reside en el deseo de obligar a los demás a cambiar. En esa tendencia tan común de mejorar al vecino, de enmendar a la esposa, de hacer ingeniero al niño o de enderezar al hermano en vez de dejarlos ser. El fanático es una criatura de lo más generosa», opina el escritor y pensador israelí Amos Oz en su libro *Contra el fanatismo*.
Otro intelectual que reflexiona sobre estos temas es el francés Gilles Lipovetsky. En su libro *Los tiempos hipermodernos*, coescrito con Sébastien Charles, el filósofo opina que al individuo moderno no hay discurso teórico que pueda tranquilizarlo. Y Oz arriesga un porqué de lo más sugerente.
«Hasta el siglo xix [...] la mayoría de la gente en gran parte del mundo solía tener por lo menos tres certezas básicas: dónde pasaré la vida, qué haré para vivir y qué pasará conmigo después de que muera. [...] El siglo xx ha erosionado, a menudo destruido, estas y otras certezas. La pérdida de dichas certezas elementales puede haber provocado el medio siglo más plagado de ideologías, seguido del medio siglo más ferozmente egoísta, hedonista y volcado en los aparatos».

Qué hacemos con el «Otro»

En su libro *Encuentro con el Otro*, el periodista y escritor polaco Ryszard Kapuscinski, que recorrió gran parte del mundo como cronista de guerra, dice que ante el encuentro con el «Otro» siempre hay tres posibilidades: la guerra, la muralla o el diálogo. El fanático se debate entre la guerra y la muralla; nunca el diálogo.

«Para mí, el mundo siempre ha sido una enorme torre de Babel, solo que en esa torre Dios no solo mezcló las lenguas, sino también las culturas y las costumbres, las pasiones y los intereses, y la pobló con sujetos ambivalentes que aunaban en su ser al Yo y al no-Yo, al de casa y al de fuera, a uno mismo y al Otro», agrega.

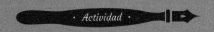

· *Actividad* ·

✳ *¿Qué actitud te caracteriza cuando te encuentras con un «Otro»?*

a. *Eres, ante todo, un buen oyente.*

b. *Te vuelves un curioso insaciable.*

c. *No paras de emitir juicios valorativos.*

d. *Enmudeces.*

e. *Conversas.*

f. *Te muestras indiferente.*

g. ....

El fanático no acepta a un «Otro» en tanto no sea un igual. Tampoco tolera las diferentes dimensiones de identidad que conviven en él. Para superarlo, eleva una dimensión a la categoría de absoluto y así halla la calma en el pacífico mar de la certeza. El fanático se construye desde un sentimiento muy arraigado, algún temor, una experiencia traumática, un pensamiento obsesivo, un prejuicio o una concepción idealista del mundo, nunca o rara vez de la evidencia científica.

Por qué creemos lo que creemos

Está claro que la razón por la que creemos lo que creemos no es la misma para ti que para nosotras. Cada cual tiene su particular forma de creer. Y eso, entre otras cosas, nos hace únicos e irrepetibles.

Según Leon Festinger, un epistemólogo alemán que estudió por qué creemos lo que creemos, los humanos sentimos un fuerte interés por el conocimiento. Necesitamos saber antes de tomar decisiones. Como el mundo físico en el que habitamos no nos brinda evidencia para validar nuestras creencias, nuestros pensamientos, nuestras actitudes y nuestras opiniones, entonces, nos acercamos a otras personas.

✳ Entablamos relaciones sociales.

✳ Nos unimos a una comunidad religiosa.

✳ Nos enamoramos.

✳ Trabajamos.

Y también buscamos respuestas en otras fuentes: libros, noticias, artículos, Internet, redes sociales. Creemos en algo que leímos una vez y lo aceptamos como verdad absoluta, aunque la ciencia haya mostrado que las cosas son extremadamente distintas. Podemos creer en Dios (por fe), en nuestra pareja (por amor), en nuestro jefe (por poder), en una idea (por tenacidad, porque siempre ha sido así).

Pero cuando se trata de la salud, deberíamos creer y tomar decisiones basadas en la evidencia científica disponible.

* *¿Dónde buscas sentido?*

Actividad

....

....

....

....

Los psicólogos sociales de la Universidad de Maryland (Estados Unidos) Arie Kruglanski y Donna Webster retomaron las ideas de Festinger y fueron un poco más allá. De acuerdo con estos investigadores, las personas necesitamos sentir que compartimos una realidad con nuestros semejantes, y esa necesidad promueve la uniformidad de pensamientos y comportamientos.

Tan fuerte es el ansia de certeza que cualquier respuesta es preferible a la confusión, la ambigüedad o, lo que es peor, la duda. Sentimos un afán impostergable de concluir y pasar página. Este apuro por dejar de pensar en algo y seguir adelante con otra cosa le saca ventaja a la necesidad de validar nuestras ideas o asegurarnos de que eso que pensamos o creemos es cierto.

Este mecanismo se conoce como *necesidad de cierre*. En otras palabras, se trata de la tendencia a buscar y mantener una respuesta definitiva ante una situación o un problema determinado. Esta «cerradura mental» nos permite esquivar la incertidumbre.

Las personas con mayor orientación a la urgencia son más susceptibles de aceptar estereotipos sin cuestionarlos, son menos empáticas, prefieren el consenso y evitan el disenso, suelen tomar decisiones a partir del análisis de una menor cantidad de hipótesis, tienden a producir menos ideas propias y estas suelen ser más superficiales, y dan por cierta la información que tienen más a mano. Aunque suene contradictorio, estos sujetos se muestran más seguros de sí mismos y denotan más confianza al exponer sus opiniones, así como al tomar decisiones.

En cambio, las personas que tienden a la permanencia van más lento, dedican más tiempo a procesar las ideas, no toman nada a la ligera. Vacilan más. Les cuesta llegar a una conclusión que los convenza. Son autocríticos.

Test !

✳ *Te proponemos completar el*
Test de Necesidad de Cierre[16]

Debes indicar tu respuesta entre 1 y 6, donde 1 es totalmente
en desacuerdo y 6 totalmente de acuerdo.

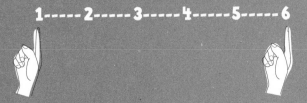

1----- 2----- 3----- 4----- 5----- 6

1 *En caso de incertidumbre, prefiero tomar una decisión inmediata, sea la que sea.*

2 *Cuando me encuentro frente a varias alternativas potencialmente válidas, me decido a favor de una rápidamente y sin vacilaciones.*

3 *Prefiero decidirme según la primera solución disponible, en vez de considerar en detalle las posibles alternativas.*

4 *Me siento muy incómodo cuando las cosas a mi alrededor no están en su sitio.*

5 *Generalmente, evito participar en discusiones sobre temas ambiguos y controvertidos.*

6 *Cuando necesito enfrentarme a un problema, no pienso mucho y me decido sin dudar.*

7 *Cuando debo solucionar un problema, generalmente no pierdo el tiempo considerando diversos puntos de vista.*

---

16 Versión adaptada de Javier Horcajo, *Psicothema*, vol. 23, n.º 4, 2011, pp. 864-870.

8 *Prefiero estar con personas que tienen las mismas ideas y los mismos gustos que yo.*

9 *Generalmente, no busco soluciones alternativas a problemas para los que ya tengo una solución disponible.*

10 *Me siento incómodo cuando no logro dar una respuesta rápida a un problema al que me enfrento.*

11 *Cualquier solución a un problema es mejor que permanecer en un estado de incertidumbre.*

12 *Prefiero actividades en las que está siempre claro qué es lo que hay que hacer y cómo hay que hacerlo.*

13 *Después de encontrar la solución a un problema, considero que es una pérdida de tiempo tener en cuenta otras posibilidades.*

14 *Prefiero cosas a las que estoy acostumbrado que aquellas que no conozco y no puedo predecir.*

---

* Tendencia de urgencia (a cerrar temas): 1, 2, 3, 6, 7, 9, 13.
** Tendencia de permanencia: 4, 5, 8, 10, 11, 12, 14.

RESULTADOS:
Si obtuviste una mayoría de puntuación alta en las preguntas que remiten a la tendencia de urgencia, entonces tienes una fuerte necesidad de cierre.
Si lograste una mayoría de puntuación alta en las preguntas que remiten a la tendencia de permanencia, entonces tienes una leve necesidad de cierre.

A partir de estos conocimientos, podemos analizar por qué pensamos lo que pensamos. Y ese es el camino más lógico para cuestionar nuestras ideas y comportamientos cada vez que...

✳ Decidimos comer algo y no otra cosa.

✳ Resolvemos tomar el camino más corto en lugar del más largo y sinuoso.

✳ Comemos sin sentir hambre de verdad.

✳ Nos servimos una porción de esa tarta que no nos tienta por miedo a que el anfitrión se ofenda.

✳ Comemos lo que la mayoría decide para evitar el disenso.

✳ Renunciamos a nuestras creencias más profundas para adoptar un nuevo hábito solo porque tiene buena prensa.

✳ Nos llevamos comida a la boca para «tapar» lo que sentimos.

✳ Decimos «sí» apresuradamente.

✳ Decimos «no» sin pensarlo dos veces.

✳ Aceptamos sin rechistar lo que nos dicen desde los medios de comunicación o las redes sociales.

✳ Ponemos excusas para no cambiar lo que nos hace mal por lo que nos puede hacer bien.

Si piensas, puedes cambiar.

En el kit No Dieta vas a encontrar nuestra tarjeta del NO, que puedes llevar en tu cartera como recordatorio: aprender a decir «no» también es saludable.

El fanatismo alimentario

El fanatismo alimentario se podría definir como un apasionamiento exagerado por un estilo de alimentación inflexible que se acompaña de una profunda intolerancia a otros patrones que se opongan al propio.

Te estarás preguntando por qué hablamos de fanatismo en un libro que trata sobre un abordaje médico para perder peso. La respuesta es sencilla: el método No Dieta es un movimiento basado en la diversidad, en la libertad, y busca desafiar el pensamiento hermético típico del fanático alimentario y paliar sus consecuencias sobre la salud.

No Dieta se sustentó en diferentes disciplinas: nutrición, medicina, psicología, filosofía, comunicación, antropología, epistemología, sociología, historia. Desde allí, promueve una alimentación variada: comer de todo es lo más saludable. Se opone a la uniformidad y defiende la idea de belleza real: las personas venimos en diferentes tamaños, formas, colores.[17]

La fama de la alimentación

Hace algunos años, con el Grupo de Obesidad de la Sociedad Argentina de Nutrición (SAN) nos propusimos estudiar el dietismo en Argentina. El trabajo incluyó a mil estudiantes de tres universidades del país. Del total de personas que

---

[17] En *Más que un cuerpo* profundizamos sobre el concepto de belleza.

analizamos, el 69,7% tenía un peso normal y un 23% de los participantes seguía una dieta sin ninguna patología que lo justificara. El 50% del total analizado (mujeres, pero también hombres) realizaba algún tratamiento para perder peso aunque no lo necesitara. Pero lo que más nos alarmó fue que el 45% lo hacía sin ningún tipo de supervisión médica.

En un contexto en el que conviven un aumento acelerado del sobrepeso mundial, el hambre como problemática social y esta escalada de dietismo, la preocupación por la apariencia y por la alimentación han llegado a la cima del estrellato.

El ascenso de los cocineros a la categoría de personalidades del *show business* y líderes de opinión, la expansión de las redes sociales que entronizan la imagen como valor supremo, el *boom* de la alimentación saludable, la banalización de la información, el surgimiento de los *influencers* y «opinators» como voz de autoridad, la demonización de grupos de alimentos —hidratos, grasas, lácteos, carnes— y el ataque a la industria alimentaria complican un panorama ya enrarecido.

Abundan diferentes relatos o narrativas que se centran en asesorar sobre la calidad nutricional de los alimentos. Famosos que proponen dietas mágicas e instalan modas alimentarias; *influencers ortoréxicos*; exobesos o exanoréxicos y usuarios

La ortorexia es un trastorno alimentario que se basa en una concepción radical de la alimentación sana. El ortoréxico se enfrasca en un control excesivo, obsesivo y estricto de cada alimento que ingiere con el objetivo de asegurarse de que lo que va a consumir es limpio, puro, natural y orgánico. Este trastorno puede poner en riesgo la salud. En griego, «orto» significa «correcto».

de redes sociales que publican fotos de platos, recetas caseras y consejos de alimentación saludable; periodistas que buscan historias que impacten y atraigan sin importar las consecuencias sociales que puedan acarrear, y personas sin formación profesional que, tras experiencias personales de superación de enfermedades o situaciones críticas de otra índole, se erigen en gurús e inducen a la adopción de hábitos nutricionales que deberían realizarse bajo supervisión médica.

Paralelamente, existe una funcional construcción arquetípica de la industria como enemigo, como fuente de todos los males derivados de la alimentación. La imagen de una industria peligrosa y engañosa aparece como punto de partida de un discurso que se repite hasta el hartazgo en vídeos caseros que se vuelven virales, en carteles y pintadas que colorean las calles y en sitios de Internet que promueven una alimentación pura y orgánica.

El fanático no existe sin un enemigo en quien proyectar miedos, fantasías y premoniciones infundadas. Fagocita la fuerza de su oponente: atacarlo y debilitarlo es su combustible. Pero su fin último es, como ya dijimos, extender su dominio: desparramar enemistad. Cuando el enemigo es compartido, el fanatismo se fortalece.

Es importante poder identificar el discurso «fanático» que subyace en una dieta, un tratamiento médico o un estilo alimentario. Desmantelar su propósito.

Una dieta tiene rasgos fanáticos cuando:

✳ *Ataca a otros tratamientos o alternativas terapéuticas.*

✳ *Prohíbe grupos enteros de alimentos.*

✳ *Propone resultados mágicos.*

✳ *No muestra evidencia científica.*

Qué se esconde detrás del fanatismo alimentario

Muchas veces las personas cambian su alimentación debido a alguna enfermedad crónica, como la diabetes o la hipertensión. En estos casos, la salud justifica la rigidez.

Evitar ciertos grupos de alimentos puede ser una manera de sobrellevar un desorden de imagen corporal, un trastorno alimentario. Algunos jóvenes que sienten un importante malestar con su imagen deciden dejar de comer hidratos de carbono, grasas e incluso lácteos basados en la creencia errónea de que esa decisión les otorgará el pasaporte directo al paraíso de la esbeltez.

El fanatismo alimentario puede ser además un recurso identitario: una invitación a pertenecer a un grupo, una comunidad, una élite. Una forma de hallar sentido o certeza. Claro está que no se puede simplificar y que cada persona es libre de alimentarse como lo desee. Pero cuando la esfera de lo individual se perfora y una idea sin fundamento científico que puede resultar levemente nociva para una persona, aunque no para todos, adquiere repercusión y se convierte en tendencia, el riesgo se disemina por doquier.

Cuanto más fundamentalista y restrictivo sea un estilo alimentario, más riesgo tendrá para la salud. Recuerda que las personas necesitamos sesenta nutrientes diarios para estar saludables y estos se encuentran «empaquetados» en alimentos y bebidas.

Dietas de moda ¿o demodés?

Verónica se mira al espejo y ve una figura que le disgusta. Querría ser como su amiga Camila, que se calza cualquier prenda y siempre le sienta bien. Pero, claro, Verónica tiene padres obesos. En su casa las fuentes de comida son extragrandes, todas las recetas llevan azúcar y grasa en exceso y nadie practica deporte. El plasma gigante que reina en el salón es la principal fuente de divertimento de la familia.

Nadie nunca se ha planteado que es posible derribar la tradición y decirle «hasta aquí» a un estilo de vida sedentario, excesivamente calórico y emocionalmente inestable.

Es domingo y reciben la prensa. A Verónica solo le interesa la revista que llega puntualmente una vez por semana. Le gusta leer las entrevistas a personalidades de la moda, el deporte y la televisión. Se imagina posando, como ellos, pero en su casa. Se ve exhibiendo orgullosa un jardín bien verde, un novio que la mira embobado y un perro peludo y gigante. «Pero para eso —piensa— primero tengo que estar más flaca». Empieza a hojear la revista, y se encuentra con una nota sobre una actriz que perdió más de veinte kilos con una dieta proteica. «¿Y si pruebo yo también?», se pregunta.

No le da demasiados rodeos. Ese mismo día empieza el desafío. Deja los carbohidratos, abandona las verduras y frutas, y se aprovisiona de distintos cortes de carne vacuna, pollo y fiambres. Sus comidas pasan a ser exclusivamente proteicas. Y la balanza comienza a marcar cifras cada vez más bajas.

Verónica se mira al espejo y, aunque no se siente tan a gusto como Camila, está orgullosa de la transformación que está sufriendo su cuerpo e ilusionada con el resultado final.

Cierto día se levanta indispuesta. No sabe bien qué le pasa, pero no se siente bien. Un rato antes sintió náuseas, pero no las atribuyó a nada en particular. Y hasta les dio la bienvenida, porque pensó que ese malestar la ayudaría a no comer de más. Se queda en la cama hasta la hora de cenar. Sus padres, que vienen cuestionando sus nuevos hábitos alimentarios, le proponen llevarla al médico. Pero ella se niega. Al día siguiente se siente peor y accede, aunque de mala gana, a visitar al médico de la familia. Diagnóstico: gastritis.

El médico indaga en su alimentación y cuando descubre que lleva una dieta restrictiva alta en proteínas, la alerta acerca de los posibles riesgos y le aconseja visitar a un especialista en nutrición.

Mientras se viste, todavía en la consulta, se pregunta cómo llegó hasta ese punto. Un enorme espejo cuelga de una de las paredes, rodeado de títulos y certificados. Se mira. Primero de costado. Gira, y se observa del lado opuesto. Luego de espaldas y, por último, de frente. Le gusta lo que ve, pero no se reconoce. Verónica no es tonta. Está desesperada. Y es impaciente.

La dieta paleo (basada en el consumo de proteínas), solo por poner un ejemplo, ofrece lo que muchas personas como Verónica buscan: resultados rápidos. Y está en pleno auge. Tras abandonar el banquillo de los acusados —se la consideró peligrosa para gente con problemas de salud previos como, por ejemplo, una enfermedad cardiovascular—, las proteínas adquirieron un carácter fabuloso como cómplices en la pérdida de peso.

Modelos, figuras del *fitness*, deportistas y famosos recurrieron a esta dieta para alcanzar el cuerpo que querían. Se fanatizaron. En plan aspiracional, muchas personas empezaron a «comprar» la idea de que comer carne y solo carne haría caer la aguja de la balanza. Y se sumaron al movimiento sin consultar a un profesional que los asesorase.

También están los profesionales que venden una dieta basada en una concepción extremista de la nutrición. Aquí aparecen los que hacen la dieta como víctimas de los fanáticos.

El veganismo o el crudismo también están bien arriba en el *top five* de estilos alimentarios. Dejar de comer carnes no estaría mal si se reemplazaran las proteínas y los nutrientes esenciales que los productos de origen animal aportan.

Pero no todas las personas que adoptan una dieta vegana —o cualquier otra que implique abandonar grupos enteros de alimentos— consultan a un profesional para llevarla adelante sin riesgos para la salud. ¿Que cuáles son esos riesgos? ¡Paciencia! Ya los analizaremos en próximos capítulos.

Por ahora podemos decir que estas dietas resultan aún más peligrosas cuando es una familia entera la que se enfrenta al cambio en la alimentación sin asesoramiento nutricional, pues los chicos hasta los dieciocho años requieren niveles de nutrientes esenciales para acompañar periodos críticos de crecimiento que de otra manera no se pueden realizar.

En cierto modo, el fanático es un primitivista: critica los orígenes y el progreso de la civilización. Cree que podemos vivir el presente y el futuro según las reglas y las costumbres caducas de nuestros antepasados prehistóricos. ¡Quiere vivir cien años adoptando las costumbres de una época en la que los humanos vivíamos hasta los treinta! Cree que todo tiempo pasado siempre fue mejor. Que lo orgánico es superior a lo industrializado. Prefiere la brucelosis, la *escherichia coli*, la salmonela a los conservantes o los procesos de pasteurización.

Lo cierto es que la industria fue un puntapié fundamental en la lucha contra el hambre y nos ha permitido sobrevivir como especie.

Claro está que es hora de que la industria se acople al mundo en que vivimos y ponga en marcha procesos sostenibles orientados a cuidar nuestro planeta. También debería desarrollar estrategias de producción que minimicen al máximo la utilización de fertilizantes, conservantes y otros químicos. Y, por supuesto, trabajar con las porciones, el etiquetado y la calidad nutricional de los productos que ofrece.

La industria, el Estado y la sociedad, juntos, podemos perfilar un modelo de producción de alimentos que sea rentable y a la vez reduzca al máximo los niveles de artificialidad, toxicidad y contaminación.

Las personas que eligen seguir dietas de manera estricta y transforman el cuidado en fanatismo son las más proclives a sufrir vaivenes en el camino a una vida más saludable.

No hay permitidos porque SIEMPRE puedes comer lo que te gusta

INFOXICADOS

Si lo entiendes todo es que estás desinformado.

JONATHAN SAFRAN FOER

Existe la comunicación y existe también una estructura, pero la comunicación ha recibido a un número infinito de participantes y por eso los mensajes vagabundean por los canales de comunicación, falseándose entre sí, cambiando de destinatarios.

BORIS GROYS

Son las ocho de la mañana. Suena la alarma del móvil. Cincuenta y seis notificaciones de Instagram.

Ochenta de Facebook.

Treinta y cinco de Twitter.

Entre las veintitrés de ayer y esta mañana, hay veintiocho correos en la bandeja de entrada, sin contar esa lluvia finita que casi no moja, pero fastidia: el odioso *spam*. Si lo incluyéramos, sumaríamos unos veinte más —aproximadamente—, dependiendo del día. En WhatsApp, noventa y cuatro mensajes esperan ser respondidos: imágenes, audios, cadenas solidarias, vídeos, algún *gif*, *links* y frases harto conocidas se suceden como una catarata *in continuum*. Son un pastiche: una mezcla de discursos sin ninguna relación aparente salvo el hecho de que todos están dirigidos directa o indirectamente a nosotras. Cada uno de ellos cumple una función (útil o inútil): reclama, pide, cuestiona, pregunta, saluda, acepta,

Todas nuestras listas tienen a Stevie Wonder como protagonista. ¿Y las tuyas?

rechaza, invita, informa, divierte, sorprende, enseña, opina, felicita, ofrece, vende, notifica, emociona, impresiona. Y seguimos…, ¡que aquí no termina la lista!

Netflix tiene dos novedades en su catálogo y Spotify propone cinco recomendaciones, es decir, mezclas de música basadas en nuestros gustos o últimas selecciones.

En un diario *online* (seguramente será más de uno) leemos más de cien noticias.[18] También nos dedicamos a la versión papel porque nada reemplaza el sonido de pasar las hojas, el aroma inconfundible de la tinta, la posibilidad de escribir, subrayar, hacer propias las palabras ajenas.

Está claro que si sumamos todas las cifras que figuran en los párrafos anteriores, llegaremos a la conclusión de que se trata de una cantidad importante de ideas que reclaman simultáneamente nuestra atención y, lo que es peor, esto ocurre apenas salimos de la cama. A medio camino entre estar despiertos o en una pesadilla, la realidad nos invade a borbotones. Difícil digerir semejante cantidad de información en el efímero lapso que va desde que abrimos los ojos hasta que arrancamos con la rutina de todos los días.

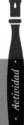

Actividad

Si no te gustan las matemáticas, ¡puedes saltarte este ejercicio! Si no te molestan o si te agradan, entonces, ¡manos a la obra! La idea es que contabilices cuántos discursos (correos, mensajes, noticias, libros, artículos de fondo, notificaciones, entre otros) consumes al día. Después pregúntate: ¿no será demasiado? ¿Puedo prescindir de algunos de ellos?

[18] En un diario en papel hay por lo menos ciento veinte noticias.

En este tsunami van y vienen distintos tipos de oleajes: están los *soft*, que no interfieren de manera directa en nuestra realidad, y los *hard*, que son a los que les prestamos tal vez demasiada atención y que inexorablemente determinan no solo nuestra mirada sobre el mundo, sino también las decisiones que vamos a tomar respecto de nuestra propia vida y la de los demás.

En la categoría *soft* podríamos incluir chats con mensajes genéricos, correos con información habitual, notificaciones de aplicaciones y noticias que no impactan en nuestra vida porque no tenemos ni un vínculo de cercanía sentimental, ni territorial, ni social, ni económica.

Cuando hablamos de *hard*, nos referimos a aquellos discursos que son un antes y un después en nuestro devenir diario. No necesariamente pueden desencadenar cambios radicales, pero sí llegar a bifurcar nuestro sendero. Un mensaje que llega para suspender un encuentro, un correo que nos pone al corriente de una situación que nos preocupa, una noticia que pone patas arriba nuestros planes a corto plazo o simplemente un emoticono que nos emociona (valga la redundancia), entristece o asombra.

Pero además de toda la información que llega sin que salgamos a buscarla, también está aquella que espera cual Penélope a Ulises. La psicoanalista austriaca Marie Langer, que vivió entre Argentina y México, definió con el nombre de *complejo de Penélope* el comportamiento de aquellas mujeres en las que la espera se convierte en el motivo de su existencia. Parafraseando a Langer, podríamos decir que la información depositada en la red de redes que es Internet vive a la espera de ser rescatada del olvido. Su razón de ser es que la encuentren. Ella es Penélope y nosotros, los usuarios, somos Ulises demasiado ansiosos.

Estamos intoxicados de información: infoxicados.

La buena noticia es que tanto unos oleajes como otros —los que buscamos y los inesperados— podemos surfearlos. Podemos navegar, como Ulises, pero sin caer en la trampa de las sirenas y su hipnótico «canto», que seduce con tal arrebato que puede llegar a adormecer nuestros sentidos.

El exceso de información del que hablamos no difiere mucho de otros excesos característicos de nuestra época: ofertas de consumo, opciones de distracción, comida. Como en un bufé o un kiosco, que ofrecen exageradas opciones, las personas estamos expuestas a mucha más información de la que podemos consumir sin «infoxicarnos». Lo paradójico es que eso que aparece como una dulce tentación —da lo mismo si hablamos de comida o de contenidos atractivos— es también lo que, engullido en demasía, nos satura hasta enfermarnos. Asistimos en la actualidad a un sistema global en el que cada ciudadano constituye una fuente primaria de información. Periodismo ciudadano. Así se llamó en su origen. Con su móvil como cámara y también como máquina de escribir, cualquier persona puede mostrar la realidad desde su óptica particular. Estos discursos circulan al mismo tiempo que aquellos que provienen de los medios de comunicación propiamente dichos. Son distintos ríos que desembocan en un mismo caudal de datos, que en la actualidad es, en forma preponderante, Internet. Entre tantos enunciados, muchas veces contradictorios y tantas otras sin validación científica, la gente presenta un grado tal de confusión que al final del camino la desinformación aparece como una consecuencia sin remedio.

Una distopía que se volvió realidad

Hace muchos años, escritores con una imaginación alucinante vislumbraron un futuro en el que la tecnología desplazaría a los humanos. Ray Bradbury, George Orwell y William Gibson, entre otros, delinearon una realidad que, lejos de representar utopías, hoy podríamos calificar como lo opuesto: distopías. Sociedades ficticias de las que no desearíamos formar parte jamás.

Si te gusta la ciencia ficción, te recomendamos que leas El hombre ilustrado, de Ray Bradbury; 1984, de George Orwell, y Neuromante, de William Gibson.

Es que, aunque en el presente nos resulte algo lejano y a los más jóvenes un tanto inverosímil, hace no más de cincuenta años la manera en la que aprehendíamos el mundo que nos rodeaba era radicalmente diferente a la que predomina hoy. Betty tiene ochenta y cinco años y se adaptó a las nuevas tecnologías: usa móvil, tablet y ordenador. En cumpleaños y aniversarios prefiere enviar saludos cibernéticos en lugar de marcar un número de teléfono. Tiene perfil en Facebook y lo utiliza asiduamente. «Facebook me ha mandado una noticia», suele decir. Ya le han explicado que no hay tal persona en la red social que cada día se ocupe de mandarle mensajes específicamente a ella. Aparentemente, lo entendió. Pero sigue fantaseando con la idea de que un día Mr. Facebook llame a su puerta.

Más allá de lo gracioso, lo cierto es que si bien no contamos con un «ejecutivo de cuentas» que se ocupe de nuestras necesidades en cada red social que utilizamos, sí existe un entramado de algoritmos que estas empresas utilizan para conocernos cada vez más y mejor con el único fin de vendernos cada vez más y mejor. Para Betty, ese entramado tiene rostro humano; para las generaciones más actuales, es un robot.

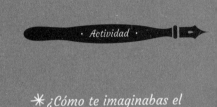

· *Actividad* ·

✳ *¿Cómo te imaginabas el futuro cuando eras pequeño?*

✳ *¿Resultó ser como esperabas?*

✳ *¿Qué rescatas del mundo digital y del predigital?*

Las arenas movedizas de la salud

Hace algunas décadas, si alguien se enfermaba no quedaba otra opción que visitar al médico. Para los hipocondríacos, esas personas que creemos de manera infundada que padecemos una enfermedad, existía la enciclopedia médica, que explicaba las causas, síntomas, diagnóstico, tratamiento y pronóstico de las patologías. Pero a decir verdad pocas personas se tomaban el trabajo de recabar información para comprender lo que las aquejaba. Para eso estaban los profesionales de la salud, los médicos. La voz con autoridad era irrefutable.

En la era digital, los buscadores son muchas veces la primera ventana que abrimos cuando queremos informarnos sobre aquello que nos aqueja: desde un dolor de cabeza hasta el sobrepeso. Pero ¿dónde buscamos? ¿En quién confiamos? ¿Quién nos habla cuando leemos información en Internet? ¿Quién nos garantiza que lo que consumimos tiene rigor científico? ¿Qué mirada rescatamos entre las tantas que nos ofrece la red de redes?

Para los niños de hoy, por ejemplo, un *youtuber* es una voz creíble. Pero sobre todo es una voz que les «llega», que los «toca», y por eso mismo representa un peligro.

Enredadísimos

En las últimas décadas la comunicación en torno a la salud ha adquirido nuevos formatos y reglas. Facebook, pero más que nada Twitter e Instagram han impuesto la inmediatez como un valor supremo. Frente a la necesidad de los medios de comunicar más y más rápido, hoy las noticias se difunden a mayor velocidad, pero ¡ojo!, también se producen y redactan rapidísimo. Esto implica una simplificación en los procesos de selección, elaboración, edición, verificación y corrección de aquello de lo que se informa.

Al mismo tiempo que esta dinámica debilita cualitativamente la información, en el mundo de hoy no se requiere un saber previo para erigirse como comunicador. Sorprende que los medios recurran a personas sin ningún tipo de formación para divulgar temas que requieren rigor científico. La incongruencia resulta mayor aún cuando a los médicos se les exige una matrícula profesional que los habilite para emitir su opinión profesional, pero modelos, actrices, *influencers*, cantantes, pacientes recuperados, entre otros personajes mediáticos, brindan consejos sobre salud sin ningún tipo de restricciones. Lo peligroso es que una persona puede escribir en su cuenta de Twitter lo que piensa sobre un tema relacionado con la salud, y desde ese instante posee un rol en la gestión de lo público: puede desencadenar un debate (esta sería la consecuencia más saludable), afectar emocionalmente a quien lo lee e incluso inducir comportamientos que representen un peligro para la salud.

En la actualidad, no existe un control estandarizado y eficiente sobre los discursos que circulan fuera de las vías eminentemente formales de comunicación, como son los medios masivos. Incluso en estos persiste el error, la tergiversación, la exageración, la sobresimplificación. Pero en Internet el riesgo es más elevado: no hay comprobación porque no hay autoridad máxima. Ergo, no existe una entidad que determine qué es digno de ser publicado y qué no. Quizás sea solo resultado de la era tecnológica en que vivimos...

Pero de esta manera no hay ética posible. La información se vuelca en la red de redes sin que se analicen las consecuencias de su diseminación. Qué miedo, ¿no?

Los contenidos que nos llegan a través de Internet no siempre provienen de un inocente ciudadano que, sentado frente a su ordenador o con un móvil en mano, decide mostrar su opinión sobre un tema determinado, como en Wikipedia, por ejemplo. Existen actores que planifican y ponen en juego estrategias comunicacionales con objetivos específicos que tienden a favorecer o perjudicar a otros actores sociales, a promover conductas o consumos determinados, a fomentar ideas o comportamientos en la población. El *lobby* también existe en Internet.

Así, cuando se trata de información relacionada con la salud, las personas viven inmersas en un tsunami, como ya dijimos, con olas gigantescas que crean rumores, tendencias, temores y alertas que rápidamente desaparecen con la llegada de otro oleaje que vaticina nuevos peligros y vientos de cambio. Sin tiempo para desmenuzar una información, el público se enfrenta a datos más «frescos», que muchas veces se oponen a lo anterior.

Un ejemplo de esta tendencia de los medios de comunicación a construir realidades opuestas es el ciclo de entronización y demonización de alimentos, que analizaremos en profundidad más adelante, en otro capítulo. Hoy los hidratos de carbono, los azúcares y los lácteos están en el banquillo de los acusados. Otrora eran las grasas y las proteínas las que sufrían constantes sentencias debido a las consecuencias que generaría su consumo. Modas —muchas veces sin sustento científico— cuyo auge dura lo que otras tardan en llamar la atención. Medios de comunicación ávidos de noticias. Consumidores que incorporan datos sin conciencia crítica. ¡Alianza peligrosa!

El Estado debería proponer políticas públicas encaminadas a regular la información relacionada con la salud. Por ejemplo, exigir que cada medio de comunicación cuente con, por lo menos, un profesional en calidad de asesor que pueda intervenir en el contenido y la forma en que se difunde información sensible, como lo es aquella relacionada con la salud. Recordemos que la función del periodismo de divulgación científica —es decir, aquel que da a conocer las noticias del ámbito de la ciencia— debería ser informar, prevenir, motivar y promover conductas saludables.

Para ello, la información debe ser:

✳ Específica
✳ Clara
✳ Concreta
✳ Comprensible
✳ Científicamente probada

La especificidad de los nuevos medios, que bien puede resumirse en «instantaneidad», dificulta el cumplimiento de estas normas. Por ello, resulta primordial profundizar la formación científica de los periodistas, con el fin de mejorar la divulgación en salud.

¿Cuántas veces leemos una noticia sobre avances en la cura de una enfermedad o sobre una epidemia y no entendemos nada de nada? ¿O escuchamos dos versiones diferentes sobre el mismo tema? ¿Cuántas nos enteramos de un avance científico avalado únicamente por estudios en ratas de laboratorio, aunque ese «detalle» no se aclara? ¿Y qué pasa cuando nos topamos con trabajos científicos sin «digerir», es decir, sin un lenguaje comprensible? ¡Que levante la mano el que nunca se preocupó al encontrar en un artículo la descripción de síntomas que vienen acosándolo insistentemente!

La obesidad vende

Diversos estudios recientes muestran que los medios de comunicación y las redes sociales pueden ser herramientas interesantes para prevenir la aparición de enfermedades, para promover hábitos saludables en la población sana y también para colaborar en el tratamiento. Siempre y cuando sepamos cómo utilizarlas.

Para luchar contra la obesidad y el sobrepeso necesitamos a los medios de comunicación y a las redes sociales como aliados. La necesidad es mutua; los intereses, a veces, contrapuestos.

Para frenar la epidemia de obesidad buscamos:

✳ Reducir el sedentarismo: menor consumo de medios, mayor tiempo para realizar actividad física.

✳ Desalentar la ingesta innecesaria de alimentos: regulación de la publicidad.

✳ Promover una atención crítica a los discursos e imágenes: educación.

Pero para cumplir con las proyecciones de facturación, los medios persiguen:

✳ Aumentar los niveles de audiencia y la venta de espacios publicitarios, ejemplares y suscripciones.

✳ Motivar la compra de bienes que cubran no solo necesidades fisiológicas y de seguridad, sino sociales, de reconocimiento y de autorrealización (publicidad).[19]

✳ Captar la atención del público sea como sea y durante la mayor cantidad de tiempo posible.

La banalización de la nutrición

La nutrición es un área de la medicina que se asume culturalmente como una temática fácil, simple, superficial, inofensiva. Como ya dijimos, cualquiera puede hablar y ser escuchado como referente o voz de autoridad. A diferencia de otras ramas del saber médico, en esta pareciera que los consumidores

---

[19] La pirámide de Maslow es una teoría que intenta explicar qué motiva a las personas, enuncia la jerarquía de las necesidades humanas.

de información no buscan títulos universitarios, matrículas o trayectoria: solo persiguen soluciones y resultados. Y cuanto más mágicos y rápidos, ¡mejor!

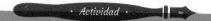

· Actividad ·

Interrogarnos es una buena manera de razonar. Te proponemos que te preguntes lo siguiente:

✳ *Si tuvieras neumonía, ¿seguirías los consejos de la chica «fit» del momento sobre la mejor manera de curarte?*

✳ *Si necesitaras saber qué vacunas debe recibir tu hijo para entrar en la escuela primaria, ¿reemplazarías el asesoramiento del pediatra por el de la tertuliana de un programa de televisión cuya hija está en edad escolar?*

✳ *Si estuvieras con una infección urinaria, ¿te parecería válido el consejo de un presentador de televisión que, aquejado por los mismos síntomas, asevera cuál es el mejor antibiótico para esos casos?*

✳ *Si quisieras bajar de peso, ¿te resultaría verosímil seguir las indicaciones de cualquiera de las siguientes personas...?*

- Deportista que hace una dieta hiperproteica.

- Modelo que va al gimnasio todos los días y posee una genética envidiable.

- «Influencer» que publica el «antes» y el «después» de su propia versión de dieta «detox».

- Madre bloguera y puérpera que cuenta cómo perdió diez kilos en un mes.

- Cocinera y dueña de local de comidas que propone alimentarse con un menú vegano para llegar divina al verano.

Lo más probable sea que no confíes en la chica *fit* para curarte de neumonía, ni en la tertuliana para vacunar a tu hijo ni tampoco en el presentador de televisión para medicarte para tu infección urinaria. Sin embargo, es muy posible que sí creas en el deportista, la modelo, la *influencer*, la madre bloguera y la cocinera para perder peso. ¿Te preguntas por qué?

Estamos viviendo un extraño proceso de banalización del conocimiento, una era de profundo escepticismo científico. En su libro *Nostalgia del absoluto*, el crítico literario y pensador francés George Steiner asegura que, frente a la caída de los grandes sistemas de creencia, en particular las religiones, surgen metarreligiones que nos dicen cómo pensar y actuar. Tomando este concepto, podríamos considerar las dietas y las modas alimentarias como metarreligiones que moldean la manera en que nos alimentamos.

Pero no nos adelantemos, ya llegaremos a ese tema...

Esta etapa de descreimiento en el conocimiento y en la ciencia tiene su correlato en la nutrición. La gente cree más en el gurú de turno que en el profesional que estudió Medicina —la carrera universitaria más larga de la historia—, que atendió cientos de pacientes, que asiste a congresos para actualizarse, que debe renovar su licencia pasada determinada cantidad de años, que dedica su vida a salvar la de los demás. En los medios de comunicación, y específicamente cuando hablamos de alimentación, proliferan voces no especializadas que venden recetas mágicas y heterodoxas para perder kilos. Recordemos que todo tratamiento para bajar de peso debe ser eficaz, seguro y sostenible. ¿Lo serán el de la modelo, el deportista, la *influencer* y la madre bloguera?

El *rating* de la nutrición

La alimentación y las temáticas que giran en torno a ella viven un periodo de estrellato en los medios de comunicación y las redes sociales. Cada día es posible encontrar varias noticias vinculadas a una nueva dieta o un estudio que demuestra que cierto alimento trae determinados beneficios. El problema surge cuando se suman una superabundancia de información, la falta de conocimiento de quienes escriben sobre salud, la escasa comprobación de los datos que se publican y la multiplicación de voces inexpertas que se erigen como autoridad en el tema. El panorama empeora cuando el público está poco informado y consume datos sin procesarlos críticamente.

Veamos en detalle estos factores que nos dificultan el acceso a información segura y confiable:

1 La superabundancia de información
Existe la falsa creencia de que más información es mayor entendimiento. Pero el exceso genera desinformación, que no es otra cosa que confusión.

2 La falta de conocimiento de quienes escriben sobre salud
No todos los periodistas que escriben sobre salud están especializados en esta rama de la ciencia. Por eso, validan sus

artículos con las opiniones de médicos que aportan su mirada. Si bien en algunos países los medios de comunicación están obligados a hacer público el número de colegiado del profesional de la salud que habla en calidad de experto, existen otras variables que conducen a una comunicación peligrosa. Por ejemplo, puede ocurrir que entre la palabra textual del especialista y la interpretación del periodista se produzca un cortocircuito. Desde omisiones hasta tergiversaciones involuntarias (o no) hacen que los lectores puedan recibir información errónea.

③ La escasa comprobación de los datos que se publican

La premura con la que se investiga, se analiza, se chequea, se redacta y se edita la información lleva a imprecisiones en los artículos que se publican tanto en los medios de comunicación como en las redes sociales. La necesidad de ofrecer noticias o «primicias» empeora esta situación. En el afán de sumar lectores, el periodismo abusa del condicional: sería, demostraría, resultaría...

④ La generalización y la extrapolación de datos científicos

Es común leer resultados de estudios que fueron realizados en ratas, extrapolados a humanos. También, investigaciones en las que se utilizan dosis suprafisiológicas en animales, es decir, mayores a las que se encuentran en una fisiología normal, y luego se publican como resultados obtenidos en humanos. Por último, se confunde asociación estadística, que no implica necesariamente motivación, con causalidad (relación causa y efecto).

5 **La multiplicación de voces inexpertas que se erigen como autoridad en el tema**

Como venimos diciendo, los medios de comunicación ya no son un ámbito reservado para locutores, periodistas y expertos en comunicación. Hoy, tanto los estudios de televisión como las páginas de un diario, los blogs de noticias y, sobre todo, las redes sociales atraen a personajes carismáticos y populares que hablan y opinan de lo que poco y nada saben. La «opinología», un neologismo muy propicio para los tiempos que corren, representa un peligro real cuando el tema en cuestión es la salud.

Este panorama impone la necesidad de educar a las personas para que consuman los discursos de los medios de comunicación de forma crítica.

· Actividad ·

Te proponemos que busques en diarios y revistas notas relacionadas con la alimentación. Analízalas haciéndote estas preguntas:

✳ *¿Quiénes son las voces de autoridad? ¿Qué formación poseen?*

✳ *¿Citan estudios científicos?*

✳ *¿Proponen distintas miradas sobre el mismo tema?*

✳ *¿El lenguaje es claro? ¿Se entiende?*

✳ *¿Ofrecen fuentes adicionales de consulta? ¿Proponen resultados controvertidos?*

✳ *¿Utilizan citas textuales?*

✳ *¿Las notas están firmadas?*

✳ *¿Cuál es la profesión de los autores de esos artículos?*

La ética del periodismo de salud: ¿publicable, casi publicable o no publicable?[20]

Los medios de comunicación, particularmente los gráficos, poseen un manual de estilo y ética. En él se determinan las reglas que deberá cumplir cualquier periodista que escriba para esa empresa. Sin embargo, en la actualidad, como ya explicamos, lo que rige es la inmediatez y el rendimiento económico. Esto significa que para que un medio de comunicación resulte rentable es necesario crear contenidos que sean lo suficientemente atractivos como para que los consuma la mayor cantidad de gente posible. Y en ese afán de captar audiencia, los medios (más que los periodistas) han dejado de ser narradores de historias dignas de ser contadas. Hoy son productores de textos con impacto, que «venden». Pero ¿qué textos «venden»? Existen diferentes características que hacen que una historia resulte atractiva:

1 **Que el público se sienta identificado emocionalmente (es decir, que comparta empáticamente el espacio con los protagonistas de la historia)**
El español Joan Ferrés, doctor en Ciencias de la Información y autor de varios libros en los que analiza el efecto de los me-

---

[20] Taller, Escuela, Agencia (TEA) es una de las escuelas de periodismo más prestigiosas de Buenos Aires. Para calificar los trabajos de sus alumnos, sus fundadores crearon un sistema de notas que consiste en publicable (P), casi publicable (CP) y no publicable (NP).

dios de comunicación, profundiza en el porqué de la fascinación que provoca la televisión, y llega a la conclusión de que esta cumple todas las funciones propias del espectáculo. Resulta lógico pensar que su teoría puede utilizarse para explicar la atracción que genera cualquier otro medio de comunicación: la prensa gráfica, la radio y las redes sociales, entre otros.

Ferrés llama «gratificación psíquica» al estado emocional generado por identificación o por proyección. Ambos permiten al público elaborar sus propios conflictos. Es a través de estos dos mecanismos psicológicos y espontáneos que las personas se relacionan emocionalmente con lo que ven, leen o escuchan en un medio de comunicación.

La identificación se produce cuando el espectador asume de manera emocional la situación en la que se encuentra un personaje, al considerar sus circunstancias como un reflejo de su propia realidad, de sus sueños o de sus deseos.

La proyección, por el contrario, se da cuando el espectador deposita sentimientos, sueños o expectativas propias en los personajes reales o de ficción que protagonizan una historia relatada por un medio.

Por ejemplo, cuando los medios cuentan la historia de una persona que padece una enfermedad claramente están apelando a la identificación con quienes están pasando por situaciones semejantes o que tengan familiares en situaciones parecidas. Este tipo de artículos tienen una función más emotiva que informativa.

El problema radica en que las historias que se relatan, muchas veces sin respaldo científico o, como hemos explicado, «traduciendo» la ciencia inadecuadamente, pueden ser interpretadas como verdad absoluta. Y generar decisiones con enorme impacto en la salud. En este sentido, los medios deberían aclarar que siempre lo mejor es consultar con un profesional de confianza.

② Que sea novedosa, fuera de lo normal, pintoresca, descabellada, horrorosa

El sensacionalismo, que, según la Real Academia Española, es la «tendencia a producir sensación, emoción o impresión, con noticias, sucesos, etc.», vende.

Inspirado en el trabajo de Joseph Pulitzer, Randolph Hearst fue el inventor de la llamada prensa amarilla o del sensacionalismo, basado en un periodismo de investigación mezclado con titulares incendiarios, alejados en muchos casos de la neutralidad y del rigor informativo, y con el objetivo primordial de vender más y más.

En la actualidad, los medios buscan dar a conocer noticias que impacten de manera directa en el público mediante la utilización de la primera persona, la narrativización de los hechos y la tendencia a magnificar los sucesos. Así, muchas veces, ante el surgimiento de, por ejemplo, un brote de una enfermedad contagiosa, suelen hiperbolizar el verdadero alcance del problema. La ansiedad que generan podría evitarse con el asesoramiento de un profesional que explique cuáles son las amenazas reales y cómo se puede prevenir no solamente la enfermedad, sino la excesiva preocupación de la población.

③ Que aporte nuevas interpretaciones o miradas acerca de una temática ya conocida

Que ya está todo dicho no es una novedad, pero resulta importante recordarlo. Generalmente, los medios hablan de temas sobre los que existe bibliografía e incluso información periodística ya publicada. Muchas veces se «fusilan» textos —es decir, se reescribe o se da otro significado a lo escrito anteriormente— para ocupar espacios en blanco. La necesidad de reelaborar una temática o una idea implica recurrir, muchas veces, a otras voces: de expertos, de testigos, de protagonistas. Y a falta de voces con autoridad para opinar sobre salud, se convoca a «no especialistas» que sin reparo hablan y contribuyen a perpetuar la infoxicación.

La obesidad es una enfermedad

DISONANCIA COGNITIVA:

¡monólogos cómplices, al ataque!

> *Cuando no podemos cambiar la situación*
> *a la que nos enfrentamos, el reto consiste*
> *en cambiarnos a nosotros.*

VIKTOR FRANKL

Antes de embarcarte en la lectura de este apartado, te proponemos un juego. Lo único que vas a necesitar es un lápiz y un papel. Si no están a mano, ¡aprovecha y suma pasos a tu vida! Tictac, tictac...

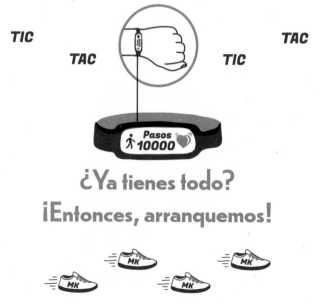

TIC   TAC   TAC   TIC

¿Ya tienes todo?
¡Entonces, arranquemos!

Actividad

✳ ¿Eres diestro o zurdo?

Si la mano derecha es tu gran aliada en todo lo que haces, entonces coge el lápiz con esa mano y apunta tu nombre y apellido.

Si eres como Einstein, Leonardo Da Vinci, Beethoven, Mozart, Chaplin, Messi, Bill Gates, Napoleón, Miguel Ángel y Kennedy, es decir, si eres zurdo, escribe todos tus nombres y apellidos con la mano izquierda.

✳ ¿Cómo te has sentido?

....

....

Ya lo sé, pensarás que nos hemos vuelto locas, ¡pero no! Confía... y sigue adelante.

Ahora coge el lápiz con la mano opuesta, es decir, los diestros con la izquierda y los zurdos con la derecha, para repetir la misma tarea.

✳ Ahora, ¿cómo te has sentido?

....

....

Puede que seas una excepción, pero la mayoría responde: incómodo, torpe, pequeño, lento, sin estilo, forzado...

Es que desde hace muchos años escribes tu nombre con tu mano dominante. Por eso lo haces sin ningún esfuerzo. Muy diferente es coger un lápiz con la mano que no usas nunca y tratar de mantener la proporción del trazo, el mismo estilo e idéntica firmeza. ¡Es como nadar a contracorriente! ¡Una hazaña inviable!

Los humanos estamos acostumbrados a mantenernos en nuestra zona de confort, lo que sería el equivalente a escribir con la mano dominante. Usar la otra mano o salir de ese espacio, clima o entorno que nos resulta cómodo es una tarea difícil y que requiere de mucha valentía (y ganas) para la mayoría de nosotros. ¡Nadie quiere abandonar los hábitos conocidos y placenteros!

Pero resulta que perder peso y mantenerlo implica, como ya hemos explicado, salir de esa zona de confort (escribir con la mano no dominante). Es decir, cambiar tu estilo de vida anterior: tu nivel de actividad física, tu patrón de comidas y tu manera de afrontar las emociones y el estrés (sin utilizar comida). La buena noticia es que, aunque requiere práctica, constancia, paciencia y esfuerzo, lo puedes hacer. El primer paso será lograr que tus creencias o pensamientos se pongan de acuerdo con tu comportamiento.

Si estás tratando de perder peso y comes todo lo que te gusta sin pensar qué ni cuánto o te haces una maratón en Netflix en lugar de ir al gimnasio, «algo» (llamado disonancia cognitiva) te alertará de que existe un cortocircuito entre lo que deseas o piensas (tus ideas, tus creencias) y lo que haces (tus acciones). Percibimos este malestar cada vez que nos boicoteamos, cada ocasión en la que «traicionamos» nuestros propios deseos. Y enseguida nos ocupamos de frenarlo (ya veremos cómo…) para recuperar el equilibrio perdido y anhelado.

Para alcanzar un cuerpo cómodo y sano lo mejor será equilibrar la balanza reformulando lo que te dices y cambiando lo que haces.

Ponerle fin al malestar

¿Quién ignora hoy, en el siglo XXI, que fumar es perjudicial para la salud? Hasta las empresas tabacaleras nos advierten de sus peligros cuando, desde el paquete, con imágenes macabras y advertencias en colores que percibimos alarmantes (rojo y negro), nos previenen de consumir algo que nos hace mal. «¡Haz lo que yo hago, pero no lo que yo digo!», parecieran decirnos. ¡No hace falta apelar al sensacionalismo! Es evidente que los fumadores saben que el cigarrillo enferma. Pero cuando hablamos de prevención y de hábitos poco saludables, a veces el conocimiento por sí solo no alcanza.

El hecho de estar al tanto de los efectos negativos del cigarrillo y aun así continuar consumiéndolo produce en los fumadores un estado de disonancia cognitiva. ¿Cómo resuelve la gente esa contradicción? Generalmente, de la manera más fácil: cambiando lo que se dice, es decir, apelando a un monólogo cómplice que de alguna manera justifique su acción. En vez de dejar el tabaco o sentirse mal por fumar, muchas personas se justifican con frases del estilo «vivir sin fumar no es vivir» o «bueno, de algo hay que morir». Se ajustan a lo que se conoce como sesgo de confirmación: niegan los hechos incómodos (que el cigarrillo es malo para la salud) para seguir haciendo lo que quieren.

Por supuesto que si no hay ningún buen motivo —externo o interno— que justifique la necesidad de cambiar, entonces abandonar un hábito poco saludable es mucho más difícil.

De hecho, una de las características humanas más comunes es la tendencia a mantener el *statu quo*, sostener lo que sea, aunque no implique ningún beneficio.

Imagínate el caso de la mujer soltera que ha quedado (sin contrato firmado) a cargo de sus padres. Nunca lo pidió ni dijo «sí, acepto», pero el rol de cuidadora le ha venido como anillo al dedo. Es la excusa perfecta para quedarse inerte justo donde está. Para ella, «abrir la puerta para ir a jugar» (entiéndase: vivir) es tan arriesgado como cruzar el bosque de Caperucita al acecho del lobo feroz. Sus padres simbolizan, además del *statu quo*, la certeza, la seguridad, la previsibilidad: lo conocido.

¿Sabes cuántas veces consultan mujeres así, maravillosas en todos los sentidos posibles (creativas, sensibles, inteligentes, hermosas... con exceso de peso), a quienes no les «conviene» tener un cuerpo más cómodo y sentirse más seductoras pues saben —conscientemente o no— que eso las arrastrará a enamorarse (o al menos a «emparejarse») y eso no les permitirá dedicar su vida a cuidar de sus padres?

Vivir la vida es arriesgar, tirar la moneda sin saber si sale cara o cruz. A estas mujeres no les interesa cambiar nada, sino seguir comiendo de más cada vez que se sienten solas. Temen sentirse deseadas, queridas y mimadas. Les aterra la culpa de no cumplir el mandato familiar que arbitrariamente se les asignó: sus padres son el puerto seguro en sus vidas. Ellas son «cuidadoras» y, a la vez, son «cuidadas». Las pusieron en ese lugar que se les antoja inamovible. Y seguir gorditas es funcional a sus creencias. En este caso, aunque perciban un exceso de peso, aunque aparentemente demanden perder kilos, dado que hacerlo implicaría abandonar a sus padres, les resulta más sencillo no cambiar lo que hacen para mantenerse coherentes con su creencia.

Generalmente, la gente que no logra sostener un modo de vida que le permita alcanzar y mantener un cuerpo cómodo y sano resuelve el conflicto entre lo que quiere (ese cuerpo) y lo que hace (comer de más) modificando lo que piensa. Y esto es, como mínimo, lamentable.

Nuestro objetivo es que con este libro te animes a resolver la disyuntiva de otra manera. En este caso, el orden de los factores sí altera el producto. Si cambias lo que haces, en lugar de refugiarte en los monólogos cómplices que te habilitan a seguir comiendo, mantenerte quieto y obturando lo que sientes, entonces podrás mantener un estilo de vida saludable que te convierta en tu mejor versión.

Vivimos una vida que incluye contradicciones, ambivalencia, incertidumbre. No es sencillo mantenerse eternamente coherente, pero al menos vale la pena intentar tomar conciencia de lo que piensas y de lo que haces con lo que piensas, ¿no?

Alguien a dieta que anhela una porción extra de tarta, que desde el estante superior del frigorífico (justo a la altura de sus ojos) pide a gritos que la coman, puede sentirse indeciso entre su deseo de comerla o seguir la dieta estricta. Debe determinar si prefiere sacrificar la idea de un cuerpo cómodo y sano (deleitándose con la tarta) o postergar sus ganas para mantener un plan alimentario saludable y lograr su objetivo (haciendo «la vista gorda» al objeto de deseo).

Repasemos: La disonancia cognitiva es, entonces, la tensión que sentimos cuando nuestros pensamientos no están en concordancia con lo que hacemos. Si pienso que sería bueno perder peso, entonces una porción extra me aleja de lo que quiero. ¡Si aun sabiéndolo mi mano me traiciona y se sirve otra porción, lo que percibo es una disonancia cognitiva!

Por qué es tan difícil cambiar

Vamos a imaginar que estás de vacaciones en un crucero de esos que recorren cinco destinos paradisíacos en una semana fugaz y te devuelven inexorablemente con kilos de más. Con esfuerzo ahorraste para pagarlo y con el mismo nivel de motivación fuiste religiosamente al gimnasio tres veces por semana durante meses y, por si eso fuera poco, comiste puro vegetal. Todo para sentirte cómodo con tu traje de baño. Pero la primera noche, en la cena tipo bufé, todos los platos parecen llamarte. Y tu mano, muy desobediente, hace de las suyas. Mientras tu cabeza te dice frases del estilo: «¡Te lo mereces, estás de vacaciones en un crucero maravilloso!», «ya está todo pagado, lo tienes que amortizar», «¿cuándo vas a tener todas estas delicias juntas?», tú, debatiéndote entre el placer inmediato (saborear *a piacere*) y la satisfacción que se asoma en el horizonte (alcanzar un cuerpo cómodo), te rindes frente a la variada oferta de manjares.

Lo cierto es que al llegar a casa te habías puesto cinco kilos encima. Y te sentiste como Sísifo,[21] el mítico personaje que se ve obligado a subir una roca hasta la cima de una montaña sabiendo que al cumplir con su tarea la piedra caerá, y deberá inexorablemente volver a hacer lo mismo una y otra vez hasta el infinito.

Planteemos otro escenario. La ropa te queda estrecha, una notoria barriguita asoma y estás invitado a una boda. Entonces decides perder unos kilos. Pagas un año de gimnasio por adelantado para ir dos o tres veces por semana y le pides a tu amiga (la que se casa, que está divina) la dieta de hambre que le dieron. Intentas cambiar. De verdad que lo intentas. Sin embargo, por una cosa u otra, terminas yendo una sola vez al gimnasio y al segundo día de la nueva dieta estilo «ración de guerra», te tientas con cuatro cruasanes que quedaron del fin de semana largo.

En las dos situaciones hipotéticas no solo estás más gordo, sino que te sientes mal porque quieres adelgazar y sabes que para lograrlo tienes que moverte y comer bien.

---

[21] El mito de Sísifo es un ensayo filosófico escrito por el autor francés Albert Camus y publicado originalmente en 1942.

¿Qué te llevó a tirar todo por la borda tan rápidamente? Probablemente hayan sido tus monólogos cómplices, esas frases que te dices para ponerle «alfombra roja» a comer de más, a abandonar el gimnasio, a rendirte antes de que el árbitro toque el silbato. Son excusas para no modificar nada y que además resuelven tu malestar. ¡Ahora ya sabes por qué es tan difícil cambiar!

Para que se produzca la disonancia cognitiva deben coexistir varias condiciones.

En primer lugar, debes sentir que «te estás metiendo un gol en contra»: haces lo que no te conviene, comes lo que no te hace bien. No basta solo con pensarlo. Para que se genere la tensión tienes que hacer algo que te haga ruido, eso que consideras inapropiado en relación con tu objetivo de perder peso.

Además, tienes que darte cuenta de que puedes elegir, que existen opciones: jugar para tu equipo o para el contrario.

Por otra parte, antes de llevar tu decisión al plano de la acción, debes ser plenamente consciente de las consecuencias negativas de lo que estás a punto de hacer: si te comes un *muffin* enorme o no vas nunca al gimnasio, perder peso será una meta difícil de alcanzar.

Por último, tienes que ser incapaz de justificar lo que hiciste y que aparezcan frases como: «¿Por qué lo hice? No sé... ¡Yo no fui!».

Te invitamos a pensar en qué áreas de tu vida sientes disonancias cognitivas entre lo que deseas y lo que finalmente haces. Recuerda que para que exista se deben cumplir las condiciones que acabamos de explicar.

....

....

Defenderse y cambiar son los objetivos

El psicólogo y epistemólogo alemán Leon Festinger, al que ya mencionamos cuando hablamos de fanatismo, fue quien propuso la teoría de la disonancia cognitiva, que se funda en la hipótesis de que los humanos convivimos cotidianamente con ideas contradictorias. Inmersos en una sucesión de inevitables paradojas, buscamos estrategias que nos permitan superar la incomodidad. Las personas tenemos una fuerte necesidad de asegurarnos de que nuestras creencias y conductas sean coherentes entre sí. Cuando esto no sucede, aparece una tensión. Y tendemos a resolverla.

¿Cómo? Generalmente, lo hacemos de dos maneras:

1 Defendemos nuestras creencias por más irracionales que suenen y aunque los resultados de no cambiar, de mantener el *statu quo*, sean negativos (no adelgazo). Usamos monólogos cómplices. Modificamos lo que pensamos, lo que nos decimos. Los monólogos cómplices están al servicio de no cambiar nada: seguimos comiendo mucho, no sumamos pasos y cada vez que estamos ansiosos, nos calmamos con comida. Ciertas veces esto implica agregar una nueva idea para alterar la importancia de nuestro pensamiento y disminuir la ansiedad. Si nos decimos que el helado es demasiado rico (nos cuesta prescindir de él) o que la pérdida de peso no es tan importante (no estamos tan gordos de todos modos), enfrentamos la disonancia cognitiva agregando nuevos conocimientos que neutralizan la tensión. Y lo mejor: ¡podemos seguir comiendo! En el mismo sentido, es posible resolver el malestar que nos genera la disonancia ignorando, negando o simplemente evitando ese tipo de información. Es como una atención selectiva que elude aquello que nos genera la contradicción (por ejemplo, no leemos nada acerca de las calorías del helado o el chocolate que nos gusta). Simulando que un kilo de helado no implica muchas calorías, ignorando la idea disonante, nos permitimos hacer lo que queremos sin cambiar lo que pensamos.

2 Modificamos nuestro comportamiento. Por supuesto que esto, en el caso de la salud y de los malos hábitos, es lo más adecuado, pero también lo más trabajoso. Cambiar lo que hacemos implica un mayor coste (comer la porción justa, volvernos más activos y aprender a lidiar con nuestras emociones sin usar comida). Es lo más saludable: modificamos aquello que nos aleja de lo que deseamos. Transformamos los comportamientos nocivos, esos que nos dejan atrapados en un cuerpo incómodo, para que sean coherentes con aquello que anhelamos.

Por supuesto que esa es la manera en que crecemos como personas, el modo en el que vamos mejorando nuestra vida.

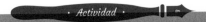

· Actividad ·

Las batallas con la disonancia cognitiva son complejas. Cuando te invada una disonancia, te sugerimos que intentes responder las siguientes preguntas:

✳ *¿Por qué crees que ocurrió la disonancia?*

✳ *¿Cuáles fueron las creencias, deseos u objetivos inconsistentes con aquello que haces, con tu comportamiento?*

✳ *¿Lograste reducir efectivamente el malestar de la disonancia?*

✳ *Si la respuesta es no, ¿cómo podrías haberlo hecho?*

✳ *Si es sí, ¿qué método de reducción de disonancia utilizaste? ¿Quizás monólogos cómplices?*

✳ *¿Se te ocurren otras formas en que podrías haber resuelto la tensión?*

Como vemos, los monólogos cómplices nos permiten resolver la disonancia cognitiva, pero actúan como un bumerán: se nos vuelven en contra. Nos hacen creer que existen razones válidas para abandonar nuestros proyectos, ideales, sueños. Nos engañan con excusas tóxicas. Nos agazapan en una falsa complicidad (son cómplices de lo que nos hace mal). En otras palabras, nos meten el cuento chino y nos estafan hasta frustrar nuestras más profundas ilusiones.

Los monólogos cómplices nos alejan del cambio:

✳ Me gusta este gimnasio, pero... ¡este mes tengo exámenes!

✳ Estos cruasanes son un manjar y es una pena desperdiciarlos.

✳ He tenido un mal día, me lo merezco.

✳ Estoy cansado, necesito energía.

✳ Mañana empiezo mi dieta con todo.

✳ Una fiesta no es para pasarlo mal.

✳ Estoy haciendo todo bien, esto no estropeará mi dieta.

✳ No pasa nada, total, después voy dos horas al gimnasio.

✳ No ceno y compenso.

✳ Tengo consulta en quince días, me cuido y llego con menos peso al nutricionista.

✳ Estoy muy cansado para cambiarme y salir a caminar.

✳ Si no veo esta serie, después no tengo de qué hablar con mis amigos. Hoy me quedo todo el día encerrado.

✳ Soy adicta a los hidratos; aunque lo intente, no puedo controlarlos.

Como ya vimos, las personas necesitamos coherencia interna: nos incomodan las contradicciones, la incertidumbre. Para justificarnos ante nosotros mismos, o ante otros, un comportamiento que va en contra de nuestras creencias o deseos —«quiero perder peso»—, es más sencillo cambiar de opinión para volverla coherente con nuestras «desacertadas» acciones. Lo que nos decimos (aunque suene absurdo) es la excusa para nuestro comportamiento y un bálsamo para el malestar. Conocer cuáles son los monólogos cómplices que entorpecen tus posibilidades de cambiar te puede ayudar a desarmarlos, a enfrentarte a ellos, a desacreditarlos.

· *Actividad* ·

✳ *¿Cuáles son tus monólogos cómplices?*

Cómo enfrentar los monólogos cómplices:

✳ *Trata de detectar cuándo el monólogo aflora y pregúntate: ¿qué me estoy diciendo y por qué?*

✳ *Desafíalo analizando diferentes formas de reformular lo que te dices. Por ejemplo, si tu monólogo cómplice es «soy adicto a la bollería», puedes cambiar la palabra «adicto» por «me gusta mucho». Relativiza, desdramatiza, quítale intensidad a lo que te dices.*

✳ *Analiza la veracidad que tiene lo que te estás diciendo. La mejor forma es preguntarte: en una escala del uno al cien, ¿qué pruebas tengo de que eso que pienso es real?*

✳ *Imagina a tu mejor amigo o a alguien que aprecias diciendo esa frase y cuál sería tu respuesta para tranquilizarlo. ¡Úsala!*

Un día, un cambio

LA PSEUDOCIENCIA Y EL PODER DE LOS MITOS ALIMENTARIOS

Todo el problema con el mundo es que los tontos y
fanáticos siempre están seguros de sí mismos,
y las personas más sabias están llenas de dudas.

BERTRAND RUSSELL

La situación actual y el porvenir de la información científica relacionada con los alimentos y la nutrición son preocupantes. Si bien hemos tratado este tema en el capítulo referido al fanatismo y la infoxicación, quisiéramos dedicar unos párrafos a tratar de comprender por qué los falsos gurús, los charlatanes y la pseudociencia están en auge, y a nuestro criterio, aún no hemos visto la cresta de la ola.

Cuanto más sabemos sobre alimentación y nutrición, más dudas asoman. Surgen preguntas, controversias, otras vías posibles de comprensión e interpretación, nuevas fuentes de investigación. La ciencia es cambio. Por eso, resulta tan complejo diseñar modelos globales de comprensión que perduren en el tiempo.

La ciencia y el método científico aportan conocimiento e informan mediante lo que ha podido ser demostrado, pero también proveen nuevas perspectivas a partir de lo que está en estudio, aquello que no posee pruebas suficientes aún, pero probablemente sea válido en cierto periodo de tiempo.

Así, los avances científicos se presentan como fragmentos de conocimiento que no siempre dan respuesta a un público ávido de certezas y absolutos.

A diferencia de la ciencia, la pseudociencia otorga respuestas contundentes, rotundas, certeras (aunque, paradójicamente, no posean evidencia científica). Eso es justo lo que muchas personas buscan. No toleran la ambigüedad. Quieren creer a cualquier precio.

La ciencia experimental, la evidencia de calidad, los protocolos *randomizados*, la revisión de pares, las muestras representativas no son temas que el común de la gente pueda comprender. Y aunque pudiera, seguramente no querría perder tiempo en interpretar datos que encuentra —ya desmenuzados— en un periódico, una revista, la televisión e, incluso, una charla de café.

Las personas prefieren reglas y referencias simples. Lo que más valoran es que esos datos formen parte de una narrativa: anécdotas, historias de vida, reportajes. Si hay que informarse, ¡mejor que sea de manera entretenida! Así estamos...

Por eso, la duda, las limitaciones y la complejidad de la ciencia atraen muchos menos seguidores que la mentira simple, arbitraria e infundada de la pseudociencia. Es más digerible el «todo o nada», el «blanco o negro», el «verdadero o falso» que la escala de grises y las zonas de imprecisión.

Sin embargo, la duda es más fiable que la certeza absoluta.

«Solo sé que no sé nada», dijo Sócrates al reconocer su propia ignorancia. El que más sabe admite que sabe poco. Pero el que menos sabe ostenta su escaso conocimiento como absoluto. Necesita mostrarse seguro. ¡No vaya a ser que alguien cuestione su débil bastión de pseudosabiduría!

El clima de esta época festeja las creencias sin fundamento en detrimento de la compleja realidad. El relato supera a los hechos. Vale más una historia bien construida que una explicación validada científicamente. Importa más la experiencia de un *influencer* o bloguero que la opinión de un médico. Pesa más el mito que la ciencia.

¡Nadie quiere ver una película a la que le cortaron el final! ¡Ni escuchar un chisme sin saber qué pasó «después»! ¡Tampoco leer una noticia inconclusa!

¡No te preocupes! Existen salidas posibles a este fenómeno cultural posmoderno. Es imprescindible educar desde la infancia acerca de las bases del método científico: que asociación de dos variables no es causalidad, que una anécdota no es prueba de nada, que experiencia personal no es evidencia científica, que un dato muy interesante puede ser erróneo, que promediar es necesario pero que a su vez puede confundir (no todo el universo de personas está representado en ese promedio).

Debemos preparar a los chicos para que sean consumidores críticos de ideas, noticias, datos duros. Enseñarles a dudar y a hacerse preguntas. A estar cómodos en la incertidumbre, en el cambio.

Es necesario explicarles cómo funciona nuestro cerebro, nuestro pensamiento, nuestro sistema de creencias y la lógica humana, además de los sesgos cognitivos más frecuentes (errores habituales en las creencias).

La pseudociencia, los gurús alimentarios y los charlatanes aprovechan la necesidad de cierre, tan irremediablemente humana, la «nostalgia del absoluto» que vaticinó el gran intelectual francés George Steiner y que reina en estos tiempos.

Por qué surge la pseudociencia

La situación actual favorece la consagración de la pseudociencia por varios motivos. Los temas de alimentación o las enfermedades derivadas de ellos no poseen muchas veces consenso. La ciencia nutricional avanza colocando ladrillos en un gran muro, motivada por los intereses personales del investigador o los económicos vinculados con las becas o los patrocinadores (el capital en general patrocina la investigación de temas que impliquen potencialmente algún interés para la industria).

Por otra parte, los científicos y los ámbitos académicos están alejados de la gente. En general, no establecen puentes directos. De hecho, existe una crítica abierta (o velada) de los propios colegas hacia académicos o científicos con presencia fuerte en los medios de comunicación y las redes sociales. Además, muchas veces hacen falta años para que una hipótesis sea finalmente aprobada como verdad. Esto deja un espacio vacío que ocupan los gurús.

Para añadir complejidad al panorama, con el advenimiento de las redes sociales, los otrora gurús sumaron colegas, con el coqueto nombre de *influencers*, de los que ya hablamos.

Lo cierto es que la pseudociencia posee un enorme impacto en la salud. Y el problema es que nadie regula las redes.

Por su lado, los medios de comunicación que antes contrataban a expertos como columnistas, validan como voz de autoridad en nutrición y alimentos a «personajes» sin formación ni experiencia ni matrícula profesional que solo poseen como antecedente en ese campo de la ciencia, como máximo, un libro que han publicado o una enfermedad que han superado.

¡Comunicar es intervenir en la gestión de lo público!

Una cosa es hablar en la mesa de una cafetería y otra diferente, desde un gran medio de comunicación.

La democratización de la información a través de Internet genera una gran afluencia de contenidos que no siempre están debidamente comprobados. Estamos infoxicados. Adicionalmente, muchas veces la información que consumimos queda anclada a nuestros clics o *likes* anteriores. Entonces, quedamos cercados por opiniones e ideas pertenecientes a nuestro pequeño círculo, ese que produce relato y que comparte la misma visión del mundo que nosotros. Vivimos atrapados en una burbuja.

En esta era de posverdad, estos nichos de información adquieren poder y resultan más creíbles que la voz de la ciencia y de las grandes instituciones académicas, que, lamentablemente, no siempre dan respuestas definitivas o simples a los interrogantes de la gente.

En este contexto, los grandes medios tampoco colaboran. El estilo de comunicación que plantean se centra en controversias, anuncios fatalistas o sorprendentes, historias de vida, titulares rimbombantes e información instantánea y escasamente comprobada.

Qué es un mito

Un mito se podría definir de diferentes maneras. Un relato tradicional que se refiere a acontecimientos prodigiosos, protagonizados por seres sobrenaturales o extraordinarios. O una historia fabulosa que narra acciones de seres que encarnan de forma simbólica fuerzas de la naturaleza o aspectos de la condición humana. También, una ficción que altera las verdaderas cualidades de una persona o un hecho y les da más valor del que tienen en realidad.

En su maravilloso libro *Mitologías*, el semiólogo francés Roland Barthes explica el origen de este concepto mientras analiza los mitos de la vida cotidiana de la burguesía de su país. «[...] sufría al ver confundidas constantemente naturaleza e historia en el relato de nuestra actualidad y quería poner de manifiesto el abuso ideológico que, en mi sentir, se encuentra oculto en la exposición decorativa de lo *evidente–por–sí–mismo*», aduce en el prólogo. Para este erudito, el mito es un lenguaje. Un lenguaje que «transforma la cultura pequeñoburguesa en naturaleza universal».

De la misma manera, y basándonos en la teoría de Barthes, podríamos decir que la pseudociencia transforma creencias particulares o populares en verdades absolutas, con la ayuda de un lenguaje cercano al público común: accesible, emotivo y particularmente empático.

Qué es un mito alimentario

Un mito alimentario es una creencia popular en torno a los alimentos que no posee validez científica y que la mayoría de la gente suele considerar verdadera. Muchas veces incluye la demonización o la entronización de alimentos.

Estos «cuentos» atraviesan nuestra subjetividad desde que somos pequeños, mediante el discurso de la familia, los amigos, los vecinos, la ficción o las publicaciones en medios de comunicación. Que el plátano engorda, que no se puede comer sandía después de haber bebido agua, que incorporar hidratos de noche genera un aumento de peso, que no es necesario consumir lácteos, que no se puede comer fruta después de la comida.

El mito apela a los entramados del inconsciente colectivo y del ser humano, y los conmueve. ¿Quién no desea perder peso sin soportar un proceso o sin tener que cambiar su modo de vida? Por eso quizás el principal interrogante sea: ¿nos tornamos irracionales para poder tolerar relatos mágicos en lugar de propuestas basadas en la ciencia? ¿Por qué lo hacemos?

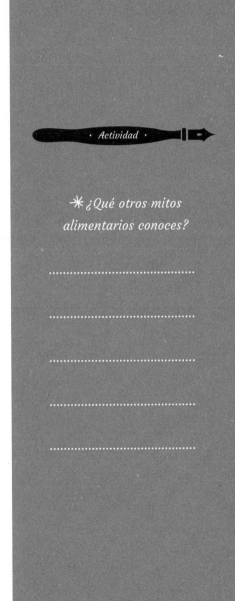

· Actividad ·

✳ *¿Qué otros mitos alimentarios conoces?*

....

....

....

....

....

Los mitos alimentarios más populares

Estos mitos no solo nos confunden, sino que pueden influir en nuestros hábitos alimentarios e incluso perjudicarnos, pues nos llevan a tomar decisiones que nos alejan de nuestra salud.

El pan integral engorda menos que el blanco. Falso. Ambos aportan hidratos de carbono en forma de almidón. El integral tiene fibra, procedente de la cáscara del grano, que es buena para la digestión y la flora intestinal. En términos relativos, una rebanada de pan integral puede contener menos hidratos debido al porcentaje de fibra, pero la diferencia es ínfima. Lo que sí es cierto es que es más saludable que el pan blanco.

Para adelgazar hay que evitar beber durante las comidas. Falso. Los que sostienen esto argumentan que tomar bebida aumenta la retención de líquidos. Sin embargo, el agua hidrata el bolo alimenticio, mientras que la fibra vegetal lo acumula. Por eso, mejora el paso por el intestino y la posterior absorción de nutrientes. Además de ser muy bueno para nuestros riñones, beber líquido sirve para incrementar la sensación de saciedad y nos ayuda a que comamos con moderación.

No se deben consumir huevos porque contienen mucho colesterol. Ni verdadero ni falso. Esta creencia está sometida a estudio, ya que, aunque es cierto, solo el 20% de los niveles del colesterol sanguíneo depende de nuestra alimentación. La genética y el metabolismo de cada persona determinan el 80% restante.

La miel es más sana que el azúcar y además aporta menos calorías. Falso. Contienen casi las mismas calorías. Es cierto que la miel posee un sabor más dulce, por lo que se puede utilizar una menor cantidad para lograr el mismo efecto. El índice glucémico (capacidad de incrementar la glucemia en sangre) es similar.

Para perder peso hay que evitar la ingesta de todo tipo de grasa. Falso. Además de ser necesarias, las grasas como el omega 3 del pescado o de la chía ayudan a mejorar diversas patologías asociadas con la obesidad (por ejemplo, los triglicéridos y la insulinorresistencia). ¡Eso sí: la clave para su consumo reside en la moderación, debido a las calorías que aportan!

Consumir fruta después de comer engorda. Falso. Una fruta aporta las mismas calorías antes, durante o después de las comidas, por lo tanto, el orden en que se ingieren los alimentos a lo largo del día no influye en el aporte energético.

Mezclar hidratos de carbono y proteínas incrementa el peso. Falso. Las llamadas dietas disociadas consisten en no mezclar en la misma comida alimentos ricos en hidratos de carbono (cereales, pasta, patata, pan) con proteínas (carne, pescado, huevos). En realidad, lo proponen simplemente para generar un efecto pintoresco, mágico. Asociarlos no solo mejora el equilibrio de la alimentación, sino que ralentiza la absorción de los hidratos y la insulina. Lo único que engorda es comer en exceso.

Los productos light *adelgazan.* Verdadero. Un producto *light* es aquel al que se le ha reducido o eliminado un porcentaje (en Argentina, por ejemplo, el 25%) de sus componentes, ya sea calorías, sodio, azúcar o grasas. Si bien los bajos en calorías son un excelente complemento en un programa de adelgazamiento, no todos los productos *light* son bajos en calorías.

Los aditivos son muy peligrosos. Falso. Sin los aditivos o los conservantes, la cadena alimenticia no sería tan segura como lo es en la actualidad. Cuando un conservante va precedido de la letra E, quiere decir que se ha autorizado su uso por no presentar riesgos para la salud. Todos los aditivos utilizados están aprobados por el Código Alimentario Argentino (CAA) y la Administración Nacional de Medicamentos, Alimentos y Tecnología Médica (ANMAT), y se aplican en las dosis permitidas.

Los alimentos con hidratos de carbono no pueden ser consumidos por personas con diabetes. Falso. Lo único importante es seleccionar aquellos alimentos que no incrementen los niveles de glucemia e insulina rápidamente: legumbres, cereales integrales, con fibra o almidón resistente, y acompañarlos con vegetales, lo que reduce el tiempo de absorción del almidón.

Las vitaminas engordan. Falso. Las vitaminas son micronutrientes que no aportan calorías y, por lo tanto, es realmente imposible que produzcan un aumento de peso.

Saltarse comidas es la mejor manera de adelgazar. Falso. Realizar cuatro ingestas diarias (desayuno, almuerzo, merienda y cena) ayuda a no llegar con excesiva hambre y ansiedad a la siguiente comida y a mantener el gasto energético.

Los hidratos engordan, pues en el organismo se convierten en grasa. Falso. Solamente se transforman en grasa (proceso conocido como lipogénesis)[22] si se supera la capacidad de almacenamiento de hidratos (como glucógeno) y si se consumen más calorías de las que se gastan. Esta idea nace hace más de un siglo a partir del hecho de que los carbohidratos se convierten en grasa (lipogénesis de novo). Sin embargo, este proceso es poco significativo, ya que de quinientos gramos de hidratos solo se pueden formar nueve gramos de grasa como máximo.

Los productos procesados o industriales son peligrosos. Falso. En principio se está utilizando el término «ultraprocesados», un neologismo que adoptó la Organización Panamericana de la Salud (OPS) para su perfil nutricional. Según esta clasificación, los ultraprocesados son aquellos que contienen una larga lista de ingredientes y aditivos. Sin embargo, no todos los alimentos los contienen y, además, los aditivos están aprobados por el Codex Alimentarius (dependiente de la Organización Mundial de la Salud, es una compilación internacional de estándares, códigos de prácticas, guías y otras recomendaciones relativas a los alimentos, su producción y seguridad alimentaria), que regula y evalúa todo ingrediente y aditivo. Los productos alimenticios contienen tanto nutrientes como ingredientes. Entre estos, están los aditivos que tienen diferentes funciones (color, aroma, conservación, etcétera).

El azúcar y los dulces son adictivos. Falso. No existe evidencia científica de que el azúcar posea cualidades adictivas en

---

[22] La lipogénesis es la formación de grasa a partir de los hidratos de carbono ingeridos.

sí mismo. Todo alimento dispara el mismo efecto sobre los centros de recompensa y placer con el objeto de generar su búsqueda en pos de la supervivencia de la especie. Además, la preferencia dulce es innata debido a que la leche materna es la más dulce de las leches de origen animal, y porque la glucosa es un nutriente esencial. Se mantiene durante la juventud y desciende lentamente. Suprimir toda golosina o postre solo genera abstinencia hedónica (de placer) y dispara el descontrol alimentario. Por el contrario, la certeza baja el deseo: comer todos los días una porción pequeña de dulce aumenta el control alimentario.

Para perder peso hay que restringir las calorías al máximo. Falso. Todo lo contrario. Si se reducen extremadamente las calorías, el organismo no solo comienza a funcionar en modo «ahorro», sino que dirige de forma selectiva la mente a obtener alimento y, por ende, habrá más picoteo, descontrol y atracón.

Comer de noche engorda. Falso. Si bien la cronobiología es un campo novedoso y prometedor de la ciencia, no existe evidencia de que las calorías ingeridas a diferentes horarios generen más o menos ganancia de peso. Las calorías de cualquier alimento o bebida cuentan a cualquier hora del día.

Sospecha de una idea si resulta demasiado buena para ser real. En nutrición la magia no existe. ¡Ningún alimento te salva o te condena!

Compra lo justo, cocina lo justo, sirve lo justo, come lo justo

KIT
NO DIETA

NO DIETA AL PLATO

DESAYUNOS Y MERIENDAS

2 tostadas de pan integral +
2 cucharadas de queso blanco
desnatado + 1 cucharada de
mermelada + café con leche
desnatada o infusión

✳

Tostada de pan de pita con
queso brie + café con leche
desnatada o infusión

✳

1 vaso pequeño de yogur natural
desnatado + 1 tazón de
muesli + ½ fruta + café con
leche desnatada o infusión

✳

1 plato de postre con macedonia
de frutas de temporada +
2 galletas tipo tejas +
café con leche desnatada
o infusión

1 medialuna + café con leche
desnatada o infusión

✳

1 huevo revuelto + 1 tostada de
pan integral + café con leche
desnatada o infusión

Nuestro preferido para los domingos «brunch»

✳

1 tortilla de maíz rellena
de queso brie + café con leche
desnatada o infusión

✳

1 bagel pequeño + queso blanco desnatado + café con leche
desnatada o infusión

✳

Compota de manzana + yogur
+ muesli + café cortado

✳

Licuado de plátano con leche +
mezcla de cereales + semillas

COMIDAS y CENAS

Arroz yamaní + almendras +
verduras salteadas + soja

✳

Pasta seca + brócoli + ajo +
sopa de tomate

✳

Porción de quiche de calabacín
+ ensalada de verdes,
champiñones y tomates cherry

✳

Espaguetis + tomate concassé
+ ajo + cucharadita de aceite
de oliva + hebras de queso +
caldo claro + algas trozadas +
semillas de sésamo

✳

Porción de quiche de calabaza +
ensalada de tomate, zanahoria
rallada y huevo

✳

Cuscús + verduras crudas en
brunoise + frutos secos

Trigo bulgur + coles
de Bruselas + uvas pasas

✳

Espárragos gratinados con
nata light y queso rallado +
ensalada de rabanitos, cebolla
morada, naranja y trigo bulgur

✳

Penne rigate con mariscos +
ensalada de rúcula y tomate

✳

Porción de quiche de puerros +
sopa de remolacha con
queso crema

✳

Berenjenas a la napolitana +
arroz integral

✳

Porción de lasaña de calabaza y
espinacas + ensalada de
verdes y pera

Raviolis de ricota +
calabaza en cubitos

✳

Ñoquis + ragú de verduras

✳

1 crep de espinacas y puerros +
ensalada caprese

✳

1 tortilla de maíz + cebolla,
pimiento y berenjena en tiritas
+ guacamole

✳

Porción de quiche de cebolla
con salmón + ensalada de
remolacha, tomate, zanahoria
rallada y aguacate

✳

Porción de quiche de maíz
+ ensalada de verdes con
parmesano en hojuelas

✳

Rebanada de pan de hogaza
con aguacate, tomate, queso
mozzarella y aceitunas negras
+ sopa de cebolla

Malfatti de espinacas y
requesón + salsa de tomate +
sopa de espárragos

✳

Cebada fría + calabacín asado
+ berenjena asada + lonchas de
jamón serrano + hojas de menta

✳

Pasta de harina integral +
tomates secos + aceitunas
negras + albahaca + semillas
de sésamo blancas
o negras y de chía

✳

Milanesa de calabaza
al horno gratinada con queso
brie + ensalada de repollo
blanco y zanahoria con
mayonesa light

✳

Milanesa de berenjena a la
napolitana + ensalada de
pepino, higo e hinojo macerados
en crema balsámica

Calabaza rellena de maíz y
queso cremoso light + ensalada
de repollo blanco y zanahoria

✳

Berenjenas rellenas de cebolla,
requesón y queso light +
ensalada de aguacate y tomate

Sándwich de pan árabe +
bocconcinos de mozzarella +
tomate + aceitunas negras +
aguacate + rúcula + loncha de
salmón o jamón serrano

✳

Guiso de lentejas con verduras

PROTEÍNAS ANIMALES + VEGETALES

Pechuga de pollo deshuesada +
torre de vegetales asados

✳

Filete de lomo + ensalada de
patata, huevo y judías verdes

✳

Filete de pescado a la plancha +
suflé individual de puerro

✳

Tofu a la plancha + ensalada de
verdes, jengibre, aguacate y mango

✳

Milanesa de soja a la napolitana
+ ensalada de berros, rúcula,
endivia y pera

Ensalada de verdes + lonchas
de jamón y de parmesano +
aguacate + aderezo cítrico

✳

Contramuslo de pollo hervido +
puré de calabaza,
zanahoria y curri

✳

Tortilla de queso brie y tomate
+ ensalada de maíz, zanahoria
rallada y remolacha

✳

Dos empanadas de carne al
horno + ensalada de verdes,
tomate y cebolla morada

Esta ensalada es tradición
en nuestra familia.
¡Y nunca falla!

Porción de quiche de atún + ensalada
de rúcula, champiñones y aguacate

✳

Muslo de pollo al horno + ensalada
de cebolla, naranja y orégano

✳

Cazuela de mariscos +
verduras a la plancha

✳

2 escalopes + ensalada de
zanahoria, manzana verde y
remolachas crudas ralladas

✳

Milanesa de soja a la napolitana
+ ensalada de maíz, zanahoria
rallada y huevo

✳

2 salchichas + puré
de calabaza y patata

✳

2 hamburguesas al plato +
ensalada de lechuga,
tomate y patata

✳

Pechuga de pollo + ensalada de
verdes, zanahoria rallada
y tomate

Entraña + ensalada
criolla con vinagreta

✳

Brocheta de lomo +
verduras a la plancha + pesto

✳

2 costillas de cerdo
a la cerveza + puré de batata

✳

1 loncha de redondo mechado con
ciruela + puré de manzana y pera

✳

Filete de pescado + patata natural
+ ensalada de tomates cherry
y albahaca

✳

Salpicón de atún, tomate,
pimiento, aceituna verde con aliño
de aceto y oliva + ½ aguacate
relleno de tomate concassé

✳

Pechuga de pollo hervida +
verduras hervidas + caldo

✳

2 milanesas de cerdo pequeñas +
ensalada de zanahoria rallada,
remolacha y huevo

Tentempiés

Barrita casera de muesli

✳

Bolsita de fruta fresca con gotitas de limón
(4 piezas pequeñas)

✳

Bastoncitos de pepino, zanahoria, apio o pimiento
(4 piezas)

✳

Yogur desnatado con o sin cereales

✳

Bolsa individual de frutos secos

✳

Fruta o verdura liofilizada (4 piezas)

Dato: puedes
hornearlos con
curri, pimentón o ajo
en polvo.

✳

Gelatina con o sin frutas

✳

Vasito de queso blanco desnatado saborizado
naturalmente con concentrado de tomate

✳

Porción de queso fresco desnatado

✳

Brocheta de tomates cherry y bocconcinos

SALSAS, DIPS & ADEREZOS

SALSAS

Albahaca + ajo + aceite de oliva + nueces

·

Tomate *concassé* + ajo + aceite de oliva + almendras

·

Calabaza en cubitos + requesón + rúcula

·

Puerro + champiñones + zanahoria + nata *light*

¡Es nuestra preferida!

·

Rúcula fresca + ajo + aceite de oliva + nueces

·

Ratatouille de verduras de temporada

·

Queso azul + higos + almendras

·

Setas frescas + setas desecadas + nata *light*

·

Kale + calabaza asada + anacardos

·

Salsa fileto + nata *light*

Hay muchas variantes: solo aguacate, aguacate con tomate y cebolla o con unas gotas de limón.

DIPS

Mousse de berenjenas · Humus de remolacha ·
Humus de zanahoria · Humus de rúcula ·
Humus de calabacín · Guacamole ·
Queso blanco desnatado + cebollino · Queso
blanco + albahaca · Queso blanco + rúcula ·
Paté de tomates desecados ·
Paté de aceitunas · Requesón desnatado con
puerro · Puré de ajo asado · Salsa criolla ·
Berenjenas en escabeche

ADEREZOS

Yogur natural · Limón + hojas de menta + aceite
de oliva · Semillas + aceite de oliva + aceto
balsámico · Emulsión de guindilla · Vinagre + sal +
aceite de maíz · Aceite de oliva + aceto balsámico
+ sal del Himalaya · Queso blanco desnatado ·
Mayonesa *light* · Salsa rosa *light* · Alioli · Salsa de
soja + jengibre · Salsa de soja + miel + sésamo

Postres

* Gelatina con frutas de temporada

* Galletas rellenas de chocolate o similar *light* (2 unidades)

* Fruta fresca (1 unidad)

¡Aprovecha las frutas de temporada!

* Crep pequeño de manzana verde

* Macedonia de frutas

* Flan casero con leche desnatada

* *Mousse light*

* Minitarta de queso con queso crema *light* y edulcorante bajo en calorías

* *Trifle* de fresas, yogur natural desnatado y muesli (1 vasito)

* Macedonia de frutos rojos (frambuesa, mora, arándano, fresa, cereza)

Una opción que nos encanta es el sándwich de plátano y dulce de leche. ¿Cómo se hace? Fácil. Cortas dos rodajas gruesas de plátano, rellenas con dulce de leche y bañas una de las rodajas en chocolate.

✳ Plátano con una cucharada de
dulce de leche desnatado (1 unidad pequeña)

✳ Postre *light*

✳ Barrita de chocolate amargo (100 g)

✳ Bombón de chocolate (1 unidad)

✳ Bombón de fruta (1 unidad)

✳ Vasito pequeño de helado (1 bola)

✳ Barquillo relleno de fresas en *brunoise*

✳ Membrillo asado con rodaja de queso

✳ Gajos de manzana caramelizada con edulcorante
y canela + bola de helado de nata

✳ Manzana asada con queso crema edulcorado
con unas gotas de esencia de vainilla
y espolvoreada con cereales

✳ Cucurucho pequeño relleno de frutas en cubitos

✳ Minialfajor

¡Para compartir!

FRASES
NO DIETA

1. **Somos mucho más que un número en la balanza.**

2. **Las dietas restrictivas son violencia simbólica de género.**

3. **No hay alimentos buenos y malos: hay porciones excesivas.**

4. **Las dietas mágicas no funcionan.**

5. **Come a lo francés, la porción justa: un solo plato, una unidad.**

6. **Si hay más, comes de más.**

7. **Las deudas de hambre se pagan con comida.**

8. **Seamos usuarios críticos de los discursos que consumimos.**

9. *No demonicemos alimentos.*

10. *Si no siento hambre real, ¿qué hago llevándome comida a la boca?*

11. *Si tus objetivos son posibles, tus logros serán pequeños, pero irán creciendo y se sostendrán a largo plazo.*

12. *El cuerpo ideal es una construcción cultural.*

13. *La salud se crea. ¡Depende de ti!*

14. *Todos nacemos con derecho a comer y a sentir placer al hacerlo.*

15. *Las emociones te guían: no las tapes con comida.*

16. *Suma pasos a tu vida.*

Lista de la compra

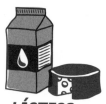 KA TZ

saludable

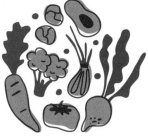

VEGETALES

acelga • alcachofa • apio • guisantes • berenjena • brócoli • calabaza • cebolla • champiñón • puerro • remolacha • tomate • calabacín • coles de Bruselas • col rizada • coliflor • endivia • espinaca • escarola • espárragos • lechuga • pepino • rabanito • achicoria • repollo • zanahoria • pimiento

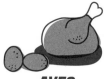

LÁCTEOS

Queso bajo en grasa • leche semidesnatada • yogur • queso parmesano

AVES

pollo sin piel • pavo sin piel • huevos

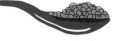

PRODUCTOS A BASE DE SOJA

leche • tofu • milanesas

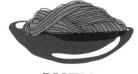

PASTAS

pasta seca de trigo candeal • ñoquis • raviolis

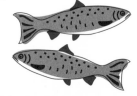

PESCADOS Y MARISCOS

FRESCOS Y CONGELADOS:
abadejo • calamar • atún • camarones • brótola • langostinos merluza • mejillones • salmón •
ENLATADOS:
atún • caballa • jurel • salmón • sardinas

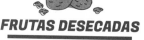

FRUTAS DESECADAS

ciruelas • albaricoques • dátiles • higos • pasas

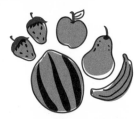

FRUTAS FRESCAS

plátano • ciruela • albaricoque •
melocotón • fresa • kiwi •
mandarina • manzana • arándano •
melón • naranja • pera •
pomelo • sandía • uva

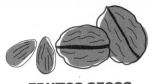

FRUTOS SECOS

almendra • avellana • nuez •
castaña • cacahuete • pistacho

SEMILLAS

sésamo • chia •
lino • girasol

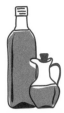

ACEITES Y ADEREZOS

aceto balsámico • vinagre •
aceite de colza, girasol, oliva •
mayonesa light • aderezo para
ensalada • salsa tabasco
CONDIMENTOS:
albahaca • ají molido • ajo • canela •
pimienta en grano • romero •
jengibre • orégano

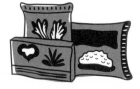

PRODUCTOS CONGELADOS

guisantes • acelga • espinaca •
maíz • verduras en juliana

LEGUMBRES Y TUBÉRCULOS

alubias • garbanzos • lentejas •
patatas • maíz • boniatos

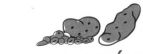

CARNES ROJAS

cortes magros de ternera y cerdo •
contra • solomillo • tapa •
babilla • redondo

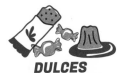

DULCES

(UNO POR DÍA)
turrón de cacahuete • barra de cereal light •
bombón de chocolate relleno • chocolatina •
barra individual de chocolate amargo •
postre de chocolate light • flan light

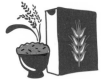

CEREALES

arroz blanco, integral, yamaní, basmati •
copos de cereal sin azúcar •
galletas de arroz •
pan integral, francés, árabe •
polenta • mijo • cuscús •
trigo bulgur • harina común e integral •
salvado de avena • salvado de trigo

CALENDARIO DE PASOS

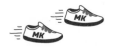

Lunes

....

....

Martes

....

....

Miércoles

....

....

Jueves

....

....

Viernes

....

....

Sábado

....

....

Domingo

....

....

Diario de emociones

Anota lo que te va pasando

....

....

....

....

....

....

....

....

....

....

....

....

AUTORRETRATO

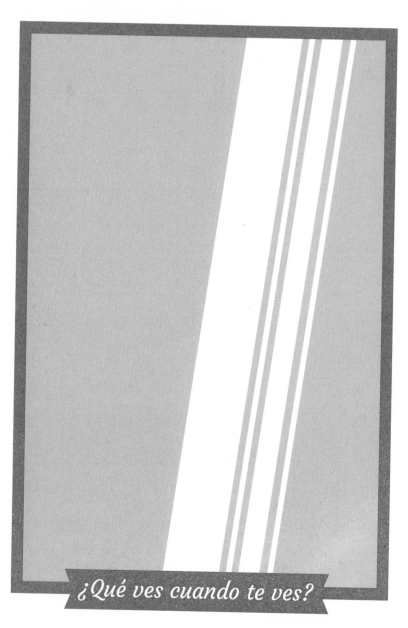

¿Qué ves cuando te ves?

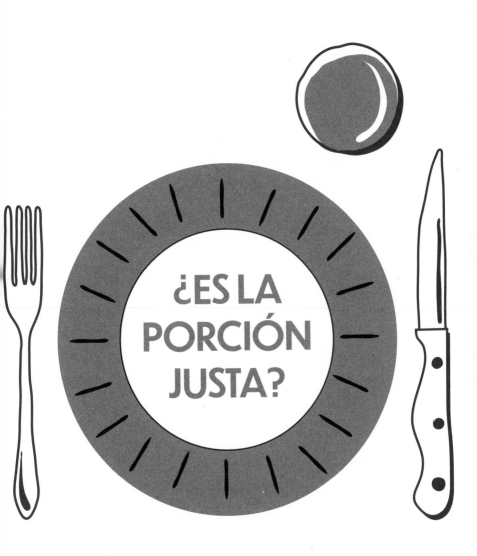

¿ES LA PORCIÓN JUSTA?

Recuerda que la porción justa
es UN plato mediano o la parte
interna de un plato grande

SOPA DE LETRAS 1

MONÓLOGOS CÓMPLICES · ANCLAJES · NO DIETA · CAMBIO ·
AMBIENTE SEGURO · PORCIÓN JUSTA · MÁS QUE UN CUERPO ·
SUMAR PASOS · EMOCIONES · MOTIVACIÓN · HÁBITOS SALUDABLES ·
PLACER · COMER · OBESIDAD · SOBREPESO · PERDER PESO

H	I	F	O	M	I	B	M	A	C	E	T	N	E	I	B	M	A	N	L	K	J	M	O	S	O
A	X	E	M	O	C	I	O	N	E	S	P	E	R	D	E	R	N	O	D	I	E	G	A	B	P
B	N	O	A	N	C	L	A	J	E	S	D	I	E	T	A	A	I	I	M	O	T	I	E	V	A
I	S	A	T	O	A	I	D	O	N	U	V	S	E	N	E	B	O	C	I	C	O	S	M	E	O
T	F	I	E	L	M	N	A	I	C	A	V	I	T	O	M	V	R	A	C	A	I	M	B	I	S
O	D	O	S	O	B	A	P	S	A	M	R	E	M	A	O	R	A	V	A	D	F	P	O	R	O
S	G	R	O	G	R	S	O	D	P	A	M	B	C	I	C	E	A	I	A	P	A	S	R	O	B
S	E	J	C	O	O	T	U	C	A	N	B	I	O	W	I	V	T	T	Z	L	O	P	U	A	R
A	L	P	I	S	G	N	N	M	S	D	E	A	M	Y	O	I	E	O	M	A	N	T	G	H	E
L	Ñ	K	A	C	S	O	I	V	A	B	I	U	I	X	N	A	I	M	Z	C	R	R	E	Y	P
U	M	A	S	O	B	R	E	P	E	R	O	S	R	Q	E	U	D	A	E	E	U	N	S	C	E
D	A	M	B	M	A	B	I	A	T	E	P	S	E	G	S	C	O	M	E	R	O	J	E	C	S
A	E	B	D	P	Q	A	C	E	E	R	A	E	B	P	P	N	O	A	A	L	P	T	A	O	N
B	T	I	V	L	T	A	C	I	R	N	M	O	S	T	O	I	C	N	C	A	C	A	N	V	N
L	S	E	U	I	A	M	A	D	T	P	A	S	O	O	A	C	X	O	Z	I	C	S	E	B	M
E	G	A	N	C	L	A	G	E	S	T	P	A	P	E	S	O	U	L	I	V	C	S	I	B	M
S	S	A	M	E	W	P	E	R	D	E	R	P	E	S	O	P	I	O	P	L	A	C	B	L	O
H	G	A	S	S	I	T	A	R	J	K	E	A	R	T	R	A	S	G	U	L	U	O	M	B	U
A	D	S	E	J	P	A	L	C	N	A	O	P	R	E	U	C	N	U	E	U	Q	S	A	M	I
B	X	Q	P	O	R	C	I	O	N	J	U	S	T	A	W	E	M	I	O	C	I	O	N	E	S
I	H	A	B	I	K	T	O	S	S	A	L	U	D	A	V	G	E	S	C	O	M	P	L	I	C
T	M	O	N	O	L	O	R	O	S	C	O	M	P	L	U	C	E	S	V	C	A	M	B	P	O
O	P	O	R	C	J	I	O	N	J	U	S	G	A	C	O	N	E	R	O	B	E	S	P	D	A
S	E	I	F	A	T	E	L	P	O	I	T	R	E	G	F	N	A	H	T	E	P	S	E	R	R
S	D	E	A	S	Y	M	O	T	I	V	A	C	I	O	N	P	E	R	D	E	R	P	I	S	O
A	R	E	W	Q	A	A	S	O	T	R	E	G	I	L	P	O	S	R	I	J	A	L	C	N	A

SOPA DE LETRAS II

NADAR · CORRER · PATINAR · BAILAR · CAMINAR · SALTAR ·
TROTAR · HACER YOGA · ORDENAR · SUBIR ESCALERAS ·
PASEAR · PRACTICAR DEPORTES · ESTIRAR

H	A	S	U	B	I	R	E	S	C	A	L	O	N	E	S	S	U	B	I	R	E	S	C	A	L
A	T	G	A	M	I	T	R	O	T	A	R	W	G	I	M	N	A	S	I	T	R	O	S	T	A
B	S	R	A	T	W	N	R	A	L	T	C	B	Y	Z	U	C	R	R	E	R	L	A	R	B	X
I	Q	U	O	R	P	A	A	T	I	C	A	R	D	E	R	O	R	T	E	S	L	N	J	K	I
T	A	S	F	T	H	J	U	G	F	V	R	C	D	E	A	S	X	F	H	K	Ñ	P	O	F
O	S	A	S	L	A	I	T	S	R	Y	J	E	N	B	V	C	N	Q	A	K	E	W	D	G	Y
S	L	S	A	F	G	R	H	Y	X	Z	S	R	T	U	J	D	S	I	N	O	X	O	G	S	P
S	M	S	Y	I	C	A	D	G	A	F	I	R	O	R	D	E	M	A	M	C	W	D	W	R	A
A	G	I	I	M	N	A	S	I	R	W	C	O	T	R	O	T	D	R	Ñ	A	V	F	S	Q	S
L	I	M	W	L	H	L	U	F	R	F	G	C	N	J	U	G	F	D	D	H	C	K	T	X	E
U	Ñ	N	H	L	K	H	G	F	D	S	A	Q	W	E	O	R	D	E	N	A	R	S	F	H	A
D	M	H	A	C	E	R	Y	O	G	A	G	A	Y	O	H	A	E	D	R	V	H	K	L	O	R
A	R	W	M	Q	W	E	R	T	G	Y	N	M	J	U	I	O	J	P	C	S	D	R	R	A	X
B	F	X	I	D	F	G	H	J	K	L	U	J	G	T	R	A	L	I	A	B	E	W	A	H	K
L	D	U	L	O	E	H	O	I	R	T	K	U	A	T	U	H	S	D	M	B	V	W	R	L	Ñ
E	P	R	A	C	T	I	C	A	R	D	E	P	O	R	T	E	S	Y	I	Q	O	P	I	L	E
S	X	A	T	E	O	U	B	H	D	L	F	A	S	E	Y	J	L	Ñ	M	N	V	R	T	K	D
H	S	X	O	P	A	T	I	N	A	R	V	H	K	S	E	D	P	Ñ	A	K	D	I	S	W	D
A	F	V	R	R	F	G	H	J	K	L	Ñ	E	R	T	Y	U	D	I	O	Ñ	B	H	E	E	J
B	G	J	T	S	U	B	I	R	E	S	C	A	L	E	R	A	S	Ñ	Q	G	I	L	S	D	W
I	E	R	R	E	C	O	N	E	R	R	E	P	S	A	R	A	I	S	O	L	I	N	O	N	B
T	T	Q	A	V	H	I	L	E	R	I	U	Y	G	O	R	S	O	L	X	Y	A	E	H	O	P
O	S	E	R	V	A	C	E	R	V	A	B	F	G	A	Ñ	E	N	I	C	O	P	I	J	O	P
S	A	S	E	T	N	A	V	R	E	C	A	V	D	L	T	A	I	R	E	S	H	A	K	E	S
S	I	E	L	G	O	O	G	O	I	E	V	A	A	S	Z	N	E	R	T	Y	H	I	R	I	S
A	X	O	P	L	I	A	Q	U	E	V	N	N	D	A	I	N	U	T	D	E	V	T	S	U	U

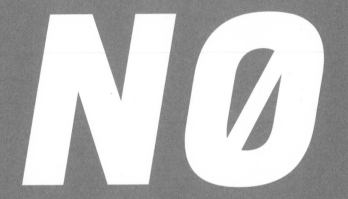

EL MÉTODO NO DIETA

Cómo reconocer tus emociones para comer mejor

Autores que nos inspiraron

ADICHIE, Chimamanda Ngozi, *La flor púrpura*, Barcelona, Literatura Random House, 2016.

ANGER, Vanesa y Mónica KATZ, *Actualización en Nutrición*, vol. 16, n.º 1, marzo de 2015, pp. 31-36.

BOURDIEU, Pierre, *La dominación masculina*, Barcelona, Anagrama, 1990.

CORTÁZAR, Julio, *Historias de cronopios y de famas*, Madrid, Punto de Lectura, 1962.

DOWNING WILSON, Deborah, *The Stone Soup Experiment: Why Cultural Boundaries Persist*, Chicago, University of Chicago Press, 2015.

FALUDI, Susan, *Reacción. La guerra no declarada contra la mujer moderna*, Barcelona, Anagrama, 1991.

FERRÉS, Joan, *Educar en una cultura del espectáculo*, Barcelona, Paidós, 2000.

FESTINGER, Leon A., *A Theory of Cognitive Dissonance*, Stanford, Stanford University Press, 1957.

FRENCH, Marilyn, *Solo para mujeres*, Barcelona, Lumen, 1967.

GROISMAN, Valeria Sol, *Mujeres liberadas (mucho, poquito, nada)*, Inédito.

GROYS, Boris, *Introducción a la antifilosofía*, Buenos Aires, Eterna Cadencia, 2016.

KAPUSCINSKI, Ryszard, *Encuentro con el Otro*, Barcelona, Anagrama, 2006.

KATZ, Mónica, *No Dieta. Puentes entre la alimentación y el placer*, Buenos Aires, Planeta, 2008.

— *Somos lo que comemos*, Buenos Aires, Aguilar, 2012.

KATZ, Mónica y Valeria Sol GROISMAN, *El ABC de la obesidad*, Buenos Aires, Sanidad, 2014.

— *Más que un cuerpo*, Buenos Aires, Aguilar, 2016.

KUREISHI, Hanif, *El cuerpo*, Barcelona, Anagrama, 2002.

LEVI, Primo, *Si esto es un hombre*, Barcelona, El Aleph Editores, 2002.

LIPOVETSKY, Gilles, *La felicidad paradójica. Ensayo sobre la sociedad de hiperconsumo*, Barcelona, Anagrama, 2007.

LIPOVETSKY, Gilles y Sébastien CHARLES, *Los tiempos hipermodernos*, Barcelona, Anagrama, 2006.

MENDELSUND, Peter, *Qué vemos cuando leemos*, Barcelona, Seix Barral, 2014.

OZ, Amos, *Contra el fanatismo*, Madrid, Siruela, 2002.

PARISER, Eli, *El filtro burbuja. Cómo la red decide lo que leemos y lo que pensamos*, Barcelona, Taurus, 2017.

REAL ACADEMIA ESPAÑOLA, *Diccionario de la lengua española*, <http://www.rae.es/>.

ROBERTSON, Tim, *Cognitive Dissonance Theory*, Western Carolina University, 2001.

SAFRAN FOER, Jonathan, *Aquí estoy*, Barcelona, Seix Barral, 2016.

SANDERS, Ella Frances, *Lost in Translation*, Barcelona, Libros del zorro rojo, 2016.

STEINER, George, *Nostalgia del absoluto*, Madrid, Siruela, 2001.

THALER, Richard H. y Cass R. SUNSTEIN, *Nudge. Improving decisions about health, wealth, and happiness*, New Heaven, Yale University Press, 2008.

VERÓN, Eliseo, «El análisis del 'contrato de lectura', un nuevo método para los estudios de posicionamiento de los soportes de los media», en *Les medias: experiences, recherches actuelles, applications*, París, Institut de recherches et d'études publicitaires, 1985.

WINTERSON, Jeanette, *¿Por qué ser feliz cuando puedes ser normal?*, Barcelona, Lumen, 2012.

Agradecimientos

Querido lector, gracias por llegar hasta aquí. Si nuestro libro no es un *tsundoku*[23] más de tu biblioteca, quiere decir que lo has disfrutado tanto como para terminarlo. ¡Qué felicidad!

Además, queremos agradecer a algunas personas que nos han acompañado en el proceso de escritura:

A Gaby Comte, que nos guio como editora en el amanecer del texto. A Flor Cambariere y a Genaro Press, que nos impulsaron hasta el atardecer con un sostenido entusiasmo. Gracias a todos en Penguin Random House.

A nuestras familias, que leyeron borradores a altas horas de la madrugada y se tomaron con humor nuestros manojos de nervios frente a la hoja en blanco.

En especial, a nuestros maridos, Mario y Hernán, que en viajes y escapadas de fin de semana cargaron nuestros materiales de consulta en sus amorosas espaldas para que pudiéramos escribir sin perdernos el deleite de estar con nuestros seres queridos en lugares de ensueño.

A Billy Joel, The Beach Boys, Marvin Gaye, Jason Mraz, Stevie Wonder, Aretha Franklin, Louis Armstrong, Carole King y Jorge Drexler por ser parte de nuestra banda sonora.

---

[23] Según explica Ella Frances Sanders, *tsundoku* significa «comprar un libro, no leerlo y dejarlo apilado sobre otros libros no leídos».

Y, por último, a la vida, que nos hizo madre e hija, que nos hermanó en un sueño en común: aportar nuestro granito de experiencia en pos del bienestar de otras personas. Y que nos dio la posibilidad de embarcarnos juntas en la inolvidable aventura que significó escribir este libro.